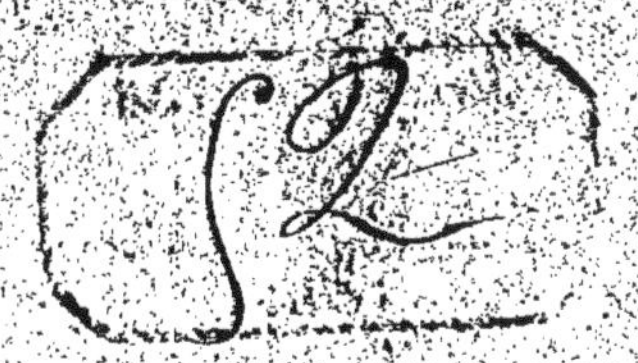

E. GAUTRELET

SPECTROSCOPIE CRITIQUE

DES

PIGMENTS URINAIRES NORMAUX

AVEC 5 PLANCHES SPECTRALES EN COULEUR
ET 90 SCHÉMAS SPECTRAUX, DESSINS OU GRAPHIQUES.

PARIS

LIBRAIRIE MÉDICALE O. BERTHIER

104, Boulevard Saint-Germain.

1900

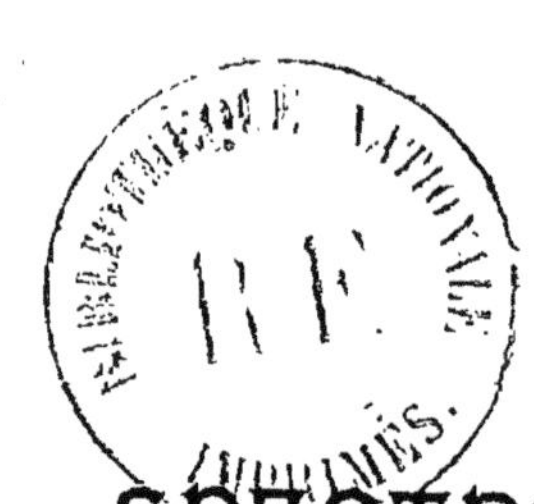

SPECTROSCOPIE CRITIQUE

DES PIGMENTS URINAIRES

« REGARDÉS COMME NORMAUX »

E. GAUTRELET

SPECTROSCOPIE CRITIQUE

DES

PIGMENTS URINAIRES NORMAUX

AVEC 5 PLANCHES SPECTRALES EN COULEUR
ET 90 SCHÉMAS SPECTRAUX, DESSINS OU GRAPHIQUES.

PARIS
LIBRAIRIE MÉDICALE O. BERTHIER
104, Boulevard Saint-Germain.

1900

UNIVERSITÉ DE PARIS

ÉCOLE SUPÉRIEURE DE PHARMACIE

Année 1899-1900. *N° 9.*

SPECTROSCOPIE CRITIQUE

DES

PIGMENTS URINAIRES " REGARDÉS COMME NORMAUX "

THÈSE

Pour l'obtention du Diplôme de Docteur de l'Université de Paris

(PHARMACIE)

Présentée et soutenue le 5 avril 1900

PAR

M. GAUTRELET (LOUIS-CLAUDE-EMILE

Pharmacien de 1re classe ;
Lauréat (Mention honorable et Médaille d'or d'Analyse chimique, Prix Gobley) de l'École supérieure de Pharmacie de Paris ;
Ancien interne et Lauréat des Hôpitaux de Paris ;
Lauréat (Mention honorable du Prix Buignet, Médaille de vermeil du Service d'Hygiène de l'Enfance, Prix Perron) de l'Académie de Médecine ;
Lauréat (citation du Prix Monthyon) de l'Institut ;
Lauréat (Prix Brassac) de la Pharmacie centrale de France ;

JURY
- M. LE ROUX, Président.
- M. BOURQUELOT, Professeur.
- M. BERTHELOT, Agrégé.

VICHY

A. WALLON, Imprimeur-Éditeur

1900

PERSONNEL DE L'ÉCOLE SUPÉRIEURE DE PHARMACIE

ADMINISTRATION

MM. G. PLANCHON, directeur, O ✻, Q I.
A. MILNE-EDWARDS, Assesseur, Membre de l'Institut, C ✻. Q I.
É. MADOULÉ, Secrétaire, Q I

PROFESSEURS

MM. PLANCHON, O ✻, Q I	Matière médicale.
A. MILNE-EDWARDS, Membre de l'Institut, C ✻, Q I	Zoologie.
JUNGFLEISCH, ✻, Q I	Chimie organique.
LE ROUX, O ✻, Q I	Physique.
BOUCHARDAT, Q I	Hydrologie et Minéralogie.
PRUNIER, Q I	Pharmacie chimique.
MOISSAN, memb. de l'Instit, O ✻, Q I	Chimie minérale.
GUIGNARD, memb. de l'Instit. ✻, Q I	Botanique générale.
VILLIERS-MORIAMÉ, Q I	Chimie analytique.
BOURQUELOT, Q I	Pharmacie galénique.
BEAUREGARD, ✻, Q I	Cryptogamie.
GAUTIER	Toxicologie.

Directeur et professeur honoraire : M. CHATIN, Memb. de l'Ins., O ✻, Q I.

Professeurs honoraires :

MM. BERTHELOT, Membre de l'Institut, G. C. ✻, Q I. ; MARCHAND, Q I.

AGRÉGÉS EN EXERCICE

MM. BERTHELOT. Q A.
OUVRARD, Q A.
RADAIS, Q A.
LEBEAU, Q A.

MM. MOUREV.
COUTIÈRE.
GRIMBERT.
PERROT. Q A.

CHEFS DES TRAVAUX PRATIQUES

MM. GUERBET	Chimie générale.
LEXTREIT, Q I	Chimie analytique.
QUESNEVILLE, Q I	Physique.
GUÉRIN	Micrographie.
LUTZ	Microbiologie.

Chef du Laboratoire des examens pratiques : M. CHASTAING, Q I.

Bibliothécaire : M. DORVEAUX, Q I.

PRINCIPALES

PUBLICATIONS SCIENTIFIQUES DE L'AUTEUR

1876. — **Observation 'sur un cas d'empoisonnement par le chlorure de zinc]** (En collaboration avec M. Bovet). — in Répertoire de Pharmacie, 25 février.

1877. — **De l'action dissolvante du citrate d'ammoniaque sur l'acide salicylique.** — in Rép. Pharm. 10 janvier.

1882. — **Observations sur la recherche clinique du glucose dans les urines par la liqueur de Fehling.** — in Rép. Pharm. décembre.

1883. — **Glycéroborates et monoborine.** — Communication à l'Académie des Sciences, 24 janvier.

— **Recherches physico-chimiques sur une eau plombique.** in Rép. Pharm. janvier.

1884. — **Stercogona tetrastoma.** — Acad. sciences, janvier.

— **Caractérisation des matières fécales dans les eaux potables contaminées par infiltrations de fosses d'aisances.** — Acad. méd. janvier.

— **Tableau comparatif des réductions opérées par l'urine sur la liqueur de Fehling.** — in Rép. Pharm. mai.

— **Du rôle de la Sarkolactine dans la Polyurie.** — in Journ. Vichy.

— **Contribution chimique à l'étude physiologique de la glycosurie.** — Imp. Wallon.

1885. — **Etudes expérimentales sur la composition de l'air de Vichy.** (En collaboration avec le Dr Peyraud). — Soc. d'Hygiène de Vichy. août.

— **L'urobiline et l'indican causes d'erreurs dans la recherche du sucre urinaire.** — in « La réduction des sels de cuivre par l'urine n'indique pas absolument la présence du sucre dans cette urine » du Dr Coignard. Soc. de méd. de Paris.

1886. — **Cure de Vichy : Dosage de l'hydrogène sulfuré dans les sources et de l'acide carbonique dans l'air de Vichy.** — Soc. franc, d'Hygiène, 7 février,

— **Recherche, dosage, origine et action de l'hydrogène sulfuré dans les eaux de Vichy.** — Congrès d'Hydrologie de Biarritz, octobre.

1886. — **Analyse d'un cristallin de cataracte diabétique.** — in « Opération de cataracte chez une diabétique à Vichy » par le Dr Gillet de Grandmont. Soc. méd. prat. 4 novembre.

— **Nouvelles recherches expérimentales sur la composition et l'action des eaux et de l'air de Vichy.** — (En collaboration avec le Dr Peyraud). — O. Doin, éditeur.

1887. — **Des combinaisons hypothétiques en Hydrologie.** — Soc. méd. prat, 13 janvier.

— **Analyse de l'eau de Puteaux : Dosage du plomb.** — in « Un cas de paralysie saturnine » du Dr Roulin, — Soc. méd. prat.

— **Fixation et valeur séméiologique du coefficient urinaire.** Soc. méd. prat. 20 nov.

— **Un cas de chimie légale : intoxication chronique par l'aniline.** — Soc. méd. prat. 1er déc.

— **Contribution à l'étude thérapeutique des eaux minérales de La Bourboule.** — (En collaboration avec le Dr Michel). — Imp. Lessertisseux.

1888. — **Etude sur les chlorures alcalins et la tuberculose.** (En collaboration avec le Dr Guerder). — Soc. méd. prat. 12 juin.

— **La cure thermale de Vichy**. (En collaboration avec le Dr Peyraud). — Soc. franç. d'Hygiène, 12 fév.

— **Contribution à l'étude de la séméiologie urinaire.** — Traduction graphique des résultats analytiques. — Soc. médico-pratique, 12 mars.

— **Contribution à la séméiologie des cystites.** — Soc. méd. prat. 26 avril.

— **Uroazotimètre.** — Soc. méd. prat.

— **Dosage de l'acide fluorhydrique dans l'air des chambres d'inhalation.** — In « Note sur la technique des inhalations d'acide fluorhydrique et le dosage thérapeutique de cet acide » du Dr Crouigneau. — Soc. méd. prat.

1889. — **Documents pour servir à l'étude du traitement de la tuberculose par l'acide fluorhydrique.** — Pratique médicale, 25 juin et 5 fév.

— **Un cas de tœnia cucumerina chez une jeune fille.** — Soc. méd. prat. 22 février.

— **Urines, dépôts, sédiments, calculs.** — Application de l'analyse urologique à la séméiologie médicale. — J.-B. Baillière, éditeurs.

— **Article « Analyses médicales »**, in « Les sciences médicales en 1889 ». — G. Rongier et Cie, éditeurs.

— **De l'Hyperacidité paradoxale.** — Soc. méd. prat. 31 octobre.

1890. — **Sur l'électricité animale.** — Soc. médico-pratique. 13 janvier.

— **Dosage clinique de l'acide urique.** — Soc. méd. prat. 30 janv.

— **Des urines dans la grippe.** — Médecine moderne, 20 fév.

— **De l'approvisionnement en eau potable des villes situées sur les fleuves ou rivières.** — Soc. méd. prat. 27 fév., 5 et 20 mars, 20 nov.

— **Thérapeutique alimentaire.** — Note sur les conserves industrielles de légumes verts. — Soc. méd. prat. 13 mars.

— **Variations comparatives des éléments azotés urinaires dans le traitement hydrominéral de Vichy.** — Soc. méd. prat. 20 nov.

1891. — **Le système filtrant Lefort devant l'Hygiène.** — Soc. méd. publ. et Hyg. prof. 28 janvier.

— **Recherches physico-chimiques sur les laits alimentaires.** — Imp. Wallon.

— **De la nécessité d'un régime alimentaire spécial pour la modification durable de la diathèse hyperacide.** — Soc. méd. prat. 15 avril.

— **Action de la créosote sur la nutrition.** — in « Le traitement de la tuberculose par les injections de créosote », du Dr Burlureaux. — Rueff et Cie.

— **Du chlore organique neutre stomacal.** — Soc. méd. prat., 5 nov.

— **De l'Hygiène alimentaire dans le travail musculaire.** — Soc. méd. prat. 3 déc.

— **Un cas de Bilharzia hœmatobia.** (En collaboration avec le Dr Willemin). — Acad. méd.

— **Analyses urologiques.** — in « Neurasthénie et Arthritisme », du Dr R. Vigouroux.

— **Effets endosmotiques du courant électrique sur le chloroforme.** — (En collaboration avec le Dr Brivois). — in « Electricité : théorie et application » de F. Rodary. — Ve Dunod et Vicq, éditeurs.

— **Action de l'ozône sur la nutrition.** — in « Rapport du Dr Hérard, à l'Académie de médecine sur le travail de MM. Labbé et Oudin. »

1893. — **Séméiologie urologique,** — Sur quel prélèvement urinaire doit porter l'analyse? — in « Revue des maladies de la nutrition ».

— **Contribution à l'étude du chimisme stomacal.** — Proposition d'une nouvelle méthode de chimisme. — Soc. Biologie. 8 juillet.

— **Le coefficient biologique en Urologie.** — Rev. mal. nut.

1893. — **Uroacidimètre.** — Rev. mal. nut.

— **La congestion hépatique dans l'abus de l'exercice vélocipédique.** — Rev. mal. nut.

1894. — **Du rôle des « tubuli contorti » et des « anses de Henle » dans la formation du liquide urinaire.** — Soc. médico-chirurgicale, 8 janv.

— **Recherches sur les variations d'excrétion des éléments urinaires physiologiques.** — Rev. mal. nut.

— **Discussion sur les données du coefficient biologique et sur la détermination des normales en Urologie.** — Imp. Wallon.

1895. — **Les « blue-ruben »**, in Bulletin de l'Œuvre des Enfants tuberculeux.

— **Essai de régime alimentaire rationnel.** — Revue, mal, nut.

— **Hygiène alimentaire rationnelle des travailleurs.** — Rev. mal. nut.

— **Individualité thérapeutique des différentes sources hydrominérales de Vichy.** — Propriétés diurétiques de la Source du Parc. — Rev. mal. nut.

— **La chimie du chimisme stomacal devant le congrès de médecine interne de Lyon.** — Rev. mal. nut.

— **Le phosphorisme.** (En collaboration avec MM. Péan et Michaels). Acad. méd.

— **Analyses bactérologiques d'eau potable à St-Ouen.** — in « Etude sur la diminution de la fièvre typhoïde à St-Ouen s/Seine, du Dr Dubousquet-Laborderie. » — Gazette des Hôpitaux, 5 déc.

1896. — **Guide pour l'examen pratique de l'urine.** (Traduction française de Tyson en collaboration avec le Dr Clarke). — Soc. Edit. scient.

— **Contribution à l'étude de l'Hygiène alimentaire.** — Comparaison entre les diverses rations d'entretien du soldat français. — Rev. mal. nut.

— **Dosage et séméiologie de l'uroérythrine.** — Rev. mal. nut.

— **Technologie de l'urobiline.** — Rev. mal. nut.

— **Météorologie de Vichy.** — in « Vichy-Ambulance » de M. Bonnard. — Imp. Wallon, Vichy.

— **Résumé des conclusions uroséméiologiques.** — Rev. mal.

— **Vichy-Thermal.** — Congrès d'Hydrologie de Clermont.

— **Essai de spectroscopie urologique.** — Rev. mal. nut.

1897. — **Analyses urologiques.** — in « L'exercice chez les adultes » du Dr F. Lagrange, — Alcan, éditeur.

1897. — **L'alimentation des tuberculeux.** — Rapport au comité médical de l'œuvre des Enfants tuberculeux (Ormesson).

— **La Pharmacie des enfants.** — Conférence à l'œuvre d'Ormesson. — in « Pour les mères ». — O. Berthier, éditeur.

— **Les Poisons de l'Enfance.** — Conférence à l'œuvre d'Ormesson. in « Pour les Mères ». — O. Berthier, éditeur,

1898. — **Uropigmentomètre-Gautrelet.** — Imp. Wallon-Vichy.

— **Ce que l'on dit de Vichy et ce que l'on devrait en dire.** — Rev. mal. nut.

— **L'urine normale de l'enfant.** — Rev. mal. nut.

— **De la prétendue identité entre Carlsbad et Vichy.** — Rev. mal. nat.

— **Observation d'empoisonnement chronique par l'oxyde de de carbone.** — Rev mal. nut.

— **Hygiène scolaire de l'enfant.** — Conférence à l'Œuvre d'Ormesson. — in « Pour les Mères ». — O. Berthier, éditeur.

— **Influence de l'hérédo-alcoolisme sur l'évolution de la tuberculose infantile.** — in La tuberculose infantile.

— **Du sérum prétuberculeux hyperacide.** — Congrès de la tuberculose à Paris.

— **Tables millésimales de corrections hygro-thermo-baro-volumétriques.** — Journal de Pharmacie de Lyon.

1899. — **L'Egol : Nouvel antiseptique.** — Soc. médico-chirurgicale, 17 avril.

— **Nouveau procédé de dosage de l'acide urique.** — Bull. Soc. Pharm. Lyon, oct.

1900. — **Spectroscopie critique des Pigments urinaires normaux.** Thèse pour le doctorat en Pharmacie de l'Université de Paris.

TABLE DES MATIÈRES

DEUXIÈME PARTIE

Recherches personnelles et applications

ANNEXE

SPECTROSCOPIE CRITIQUE

des

PIGMENTS URINAIRES

« REGARDÉS COMME NORMAUX »

PREFACE

Parmi les problèmes actuellement posés en Urologie, il en est un qui, au point de vue biologique, semble dominer tous les autres, si l'on s'en rapporte aux travaux multiples qu'il suscite en ce moment dans les milieux médicaux : nous voulons parler des « **Pigments urinaires considérés comme normaux !** »

Mais, si l'on compulse l'ensemble des publications anciennes ou récentes se référant à cette question, on s'aperçoit de suite que, pour les différents auteurs, à un nombre considérable de recherches correspondent des variations d'opinions non moins importantes : ce qui revient à dire que la question des « pigments urinaires regardés comme normaux », quoique des plus étudiée à notre époque, y est encore des plus controversée.

Nous avons donc pensé, — nous qui depuis 24 ans nous sommes adonné d'une façon à peu près exclusive à l'étude de l'Urologie, et qui depuis 16 années avons dirigé plus particulièrement nos travaux dans le sens de la spectroscopie des principes pigmentaires de l'urine, — que le meilleur sujet de thèse que nous puissions choisir, était le parachèvement de cette étude spectroscopique.

Et, comme il ne s'agit pas seulement de relier nos recherches récentes avec celles antérieures, mais encore d'établir la comparaison entre nos résultats propres et l'ensemble des travaux des autres observateurs, nous choisissons pour cette thèse le titre de « Spectroscopie critique des Pigments urinaires regardés comme normaux », qui nous paraît bien résumer l'idée ayant présidé à ce travail.

Il nous a semblé aussi que nous rendrions un véritable service à la séméiologie urinaire, en mettant en valeur l'appareil et les procédés que nous avons personnellement créés pour le dosage courant des pigments urinaires.

En outre, pour montrer le parti qu'en pourrait tirer la pratique, nous avons réuni dans un certain nombre de tableaux les données qu'il nous a été permis de recueillir dans un certain nombre de cas qu'on peut considérer comme typiques.

Nous avons été, d'ailleurs, soutenu dans l'accomplissement de la tâche que nous nous étions donnée par les encouragements de M. le Professeur Le Roux, qui a bien voulu non-seulement nous indiquer plusieurs modifications pratiques à apporter à notre uropigmentomètre, mais encore nous signaler nombre d'indications physiques ou physiologiques à contrôler :

Ce dont nous le prions de vouloir bien accepter nos sincères remerciements joints à nos plus respectueux hommages !

E. G.

PREMIÈRE PARTIE

HISTORIQUE DE LA QUESTION

CHAPITRE PREMIER

Généralités sur les pigments urinaires regardés comme normaux

ETAT ACTUEL DE LA QUESTION

Dès les premiers bégaiements de la Chimie moderne, l'étude de l'Urologie fut en honneur parmi les novateurs ; et, au milieu des nombreux travaux qu'elle suscita, on peut classer comme intéressants pour le corps médical ceux de Proust qui, le premier, attira l'attention sur les principes colorants de l'urine.

Proust (1) (1800), dénomma « *résine urinaire* » la partie extractive de l'urine dont il faisait la cause de sa couleur ; il reconnut que cette matière était soluble dans l'alcool et dans les alcalis : les acides la précipitant de cette dernière solution ; et enfin, (2) (1820), la rattachant à l' « acide lithique » (*aliàs :* acide urique), il la considéra, chimiquement parlant, comme du « *purpurate d'ammoniaque.* »

A peu près à la même époque, ou plus exactement entre temps (1811), Vauquelin (3), remarqua que la « matière rouge

(1) PROUST. — Annales de chimie, 1800, t. XXXVI, p. 274, traduction sur le mémoire original espagnol.

(2) PROUST.— Annales de chimie et de physique, 1820, t. XIV, p. 257 et 442.

(3) VAUQUELIN. — Annales du Muséum d'Histoire naturelle, 1811, t. XVII, p. 133.

que les urines déposent dans certaines maladies » avait une fonction acide, et il l'appela pour cette raison : « *acide rosacique* », lui attribuant également la teinte plus ou moins foncée des calculs colorés.

Postérieurement, Würzer (1), démontra que l' « acide rosacique », tout en étant bien la matière colorante des dépôts uriques, n'offrait aucun rapport avec leur principe constituant. Pour lui, cet « acide rosacique » n'était pas non plus l'élément colorant primitif de l'urine, mais simplement un « produit de l'action décomposante des acides » sur cette matière colorante initiale. Sans avoir eu une idée nette des « *chromogènes urinaires* », Würzer les pressentait donc déjà cependant il y a trois quarts de siècle.

Après un assez long silence de la Chimie relativement aux principes colorants de l'urine, Simon (2) (1845) et Heller (3) (1854), reprirent presque simultanément cette étude des pigments urinaires normaux, que le premier caractérisa sous le nom d' « *uroérythrine* », tandis que le second : isolant tout d'abord l' « *uroxanthine* », puis l' « *urrhodine* », les identifiait ensuite et entre elles, et, pensait-il, avec le « *pigment rouge* » de Simon.

Pendant la période qui suit, les travaux chimiques visant les matières colorantes de l'urine sont beaucoup plus nombreux ; mais leurs auteurs, dont entre autres : Salkowski (4), Gübler (5), Harley (6), Eiselt (7), Schunck (8), Carter (9), s'occupèrent soit exclusivement des pigments pathologiques,

(1) Wurzer. — In-Traité de chimie de Berzélius, t. vii, p. 357 et 443.

(2) Simon. — Journal für praktische chemie, 1841, t. xxii, p. 113.

(3) Heller. — Archives de physiologie, 1854 (2), t. iii, p. 367.

(4) Salkowski. — Zür Frage über die identitat der Hœmatoidin und Bilirubin. — Hoppe Seyler's, med. chem., 1868.

(5) Gubler. — Société de biologie, 1851.

(6) Harley. — The urine and its derangements. Philadelphie, 1872.

(7) Eiselt. — Prager Vierteljahrschrift für die praktische Heilkunde, t lxxvi, p. 47.

(8) Schunck. — Mem. of the Litter; and Philos. Soc. of Manchester, 1857, t. xiv, p. 401.

(9) Carter. Edimburgh medical journal, 1860, t. v, p. 119.

soit de la question de physiologie comparée, c'est-à-dire des rapports existant entre les pigments urinaires considérés comme normaux chez l'homme, et aussi l'ensemble des divers colorants regardés comme physiologiques dans les différents embranchements du règne animal.

Il faut ainsi en venir à Jaffé (1), c'est-à-dire à l'application de la spectroscopie à l'étude des divers pigments organiques pour avoir les bases véritables de cette étude : bases qui sont fondées sur la découverte chimique de l' « *urobiline* » par cet auteur (1861), et sur l'identification spectroscopique qu'il fit encore (1868) de ce principe colorant avec l' « *urochrome* » qu'à la même époque (1868), mais par des procédés différents Thudichum (2), retirait de l'urine humaine regardée comme normale.

De 1870 à nos jours, les travaux tant chimiques que physiques et physiologiques sur les « pigments urinaires considérés comme normaux » s'accumulent ; tous les citer est impossible : on en trouvera une énumération aussi complète que possible à la partie bibliographique.

Nous ne retiendrons ici que les noms des auteurs ayant fait « œuvre réellement personnelle » en rappelant qu'à la suite de Jaffé et de Thudichum :

Mac-Münn (3), Vierordt (4), Maly (5), Beaume (6), Hoppe-Seyler (7), Winter (8), Lefèvre (9), Gautrelet (10), étudièrent

(1) Jaffé. — Centralblat, für die med. Wischenschaft, 1868, p. 243.

(2) Thudichum. — British medical journal, 1864 à 1874.

(3) Mac-Münn. — The spectroscope in medicin, 1880.

(4) Vierordt. — Analyse spectrophotométrique de l'urine, 1873.

(5) Maly. — Untersuchungen ueber die gallenfarbestoffe. Ann. chem. und. Pharm., t. CLXI.

(6) Beaume. — Essai d'études spectrales de l'urine dans divers états pathologiques. Thèse médecine Parent. Paris 1879, p. 33 à 35.

(7) Hoppe-Seyler. — Handbuch der physiologische and pathologische. chemische Analyse. — Berlin 1870 et 1879.

(8) Winter. — Recherche de l'urobiline dans la bile. — Société de Biologie, 1889.

(9) Lefèvre. — Relations entre quelques pigments de l'urine, de la bile et du sang. — Thèse de médecine Gounouilhou, Bordeaux, 1898.

(10) E. Gautrelet. — Essai de spectroscopie urologique. — In Rev mal. nut. 1896 et 1897.

l'*urobiline* tant en ses rapports physiologiques que pathologiques ;

Méhu (1), en donna un nouveau mode de préparation ;

Moitessier (2), Yvon (3), Hénocque (4), Denigès (5), Viglezio (6), Bogomoloff (7), Studenski (8), Cordier (9), Gautrelet (10), en indiquèrent des procédés docimasiques différents ;

Saillet (11), découvrit l' « *urospectrine* », et Schmitt (12), l' « *uromélanine* », que ces deux auteurs donnèrent comme pigment urinaire normal et fondamental chacun dans leur sens ;

Gautrelet (13), après Disqué (14), signala dans l'urine regardée comme normale une variété d' « *urobiline réduite* » à côté de l' « *urobiline vraie* » de Jaffé ;

Giacosa (15) et Schmitt (16), constatèrent l'un et l'autre

(1) MÉHU. — Archives générales de Thérapeutique, 1871.

(2) MOITESSIER. — Physique appliquée, optique : spectroscope pour l'observation d'un liquide sous des épaisseurs variables. — Masson, Paris 1879, p. 257.

(3) YVON. — Manuel clinique de l'analyse des urines. — Doin, Paris, 1893, p. 261.

(4) HÉNOCQUE. — Spectroscopie du sang et des pigments. — Masson, Paris, 1898, p. 129.

(5) DENIGÈS. — Dosage de l'urobiline. Soc. Biol., 20 mars 1897.

(6) VIGLEZIO. — Sulla patogenesi dell' urobilinuria. — in Lo sperimentale », 15 septembre 1891.

(7) BOGOMOLOFF. — Cité par Hénocque, Spectroscopie du sang et des pigments, p. 28.

(8) STUDENSKI. — Zur frage der quantitative Bestimmung der Urobilin in Harn. — Saint-Petersburger Wochenschrift, 1893.

(9) CORDIER. — Cité par Gautrelet, in Rev. mal. nut., 1897, p. 49.

(10) E. GAUTRELET. — Technologie de l'urobiline. — Revue des Maladies de la Nutrition, 1896, p. 65.

(11) SAILLET. — L'urospectrine. in Revue de médecine, 1896, p. 543 et 547.

(12) SCHMITT. — Essai sur les matières colorantes de l'urine normale. — Thèse médecine, G. Carré et Naud. Paris, 1898, p. 31.

(13) E. GAUTRELET. — Essai de spectroscopie biologique. — Rev. mal. nut. 1897, p. 54.

(14) DISQUÉ. — Ueber Urobilin. — Zeitsch. f. physiol., chemie, 1877, t. II, p. 259.

(15) GIACOSA. — Cité par Schmidt, loc. cit., p. 27.

(16) SCHMITT. — Loc. cit., page 24.

dans l'urine des sujets considérés comme sains un pigment rouge que le dernier dénomma « *indirubine* » ;

Riva (1), Gautrelet (2), Schmitt (3), Hugounenq (4), Neubauer (5), admirent dans l'urine « normale », à côté de l' « *urobiline* » de Jaffé, le pigment rose de Simon, l' « *uroérythrine* » ;

Gautrelet (6), donna une méthode spectroscopique pour le dosage de cette « *uroérythrine* » ;

Disqué, Rosin (7), Lefèvre reprirent la question des « *chromogènes* » urinaires et sembleraient l'avoir élucidée si n'étaient déjà les recherches de Disqué et de Gautrelet sur l' « *urobiline réduite* » ;

Thudichum (8), a signalé dans l'urine humaine deux pigments rouges : l' « *omicholine* » et l' « *acide omicholique* » qu'il considère comme physiologiques ;

Cotton (9), a, sous le nom d' « *urocyanine* », voulu déceler dans l'urine normale ou nouveau chromogène spécial ;

Lefèvre (10), ainsi que Schmitt, déduisirent de leurs travaux la présence d'un « *urochrome* » nouveau dans les urines regardées comme normales ;

Encore Lefèvre (11), de même que Hugounenq (12), contrai-

(1) Riva. — Contributione allo studio della uroeritrina. — Archiv. italian, di clinica medicina, 1892.

(2) E. Gautrelet. — Dosage et séméiologie de l'uroérythrine. — Rev. mal. nut., 1896, p. 293.

(3) Schmitt. — Loc. cit. p. 24.

(4) Hugounencq. — Précis de Chimie physiologique et pathologique. Doin, Paris, 1897, p, 168.

(5) Neubauer. — Cité par Hénocque, loc. cit, p. 58.

(6) E. Gautrelet. — Dosage et Séméiologie de l'uroérythrine. Rev. mal. nut. 1896, pr. 299.

(7) Rosin. — Zeiesh. f. physiol. Chemie. ii, p. 264, cité par Lefèvre, loc. cit., p. 12.

(8) Thudichum. — Cité par Schmitt, loc. cit., p. 28.

(9) Cotton. — L'Urocyanine : nouvelle matière colorable de l'urine. Bull. de pharmacie de Lyon, juillet-août 1898.

(10) Lefèvre. — Loc. cit., p. 10.

(11) Lefèvre. — Loc. cit. p. 16.

(12) Hugounenq. — Loc. cit. p. 469.

rement à l'opinion de Nencki et Sieber (1), qui avaient découvert l' « *uroroséine* », conclurent de leurs recherches que ce pigment (Hugounenq) ou plutôt son « *chromogène* » (Lefèvre) devait être considéré comme physiologique pour l'urine humaine ;

Enfin Lefèvre (2), comme Gautrelet (3), admettent en tant qu'origine biochimique de l' « *urobiline* » aussi bien la désintégration hémoglobinique générale (théorie de Hoppe-Seyler) (4), que la réduction intestinale de la bilirubine biliaire (théorie de Maly) ;

Tandis que Vaughan-Harley (5) déduit de ses recherches dans le même sens biochimique que le seul mode de formation physiologique de l' « *urobiline* » urinaire est conforme aux données primitives de Maly (6).

⁂

En résumé, l'état de la question se présente actuellement de la façon suivante :

9 *auteurs* (Jaffé, Mac-Münn, Méhu, Riva, Disqué, Hénocque, Hugounenq, Gautrelet, Lefèvre), *admettent l'urobiline comme pigment urinaire normal et fondamental ;*

5 *auteurs* (Mac-Münn, Hénocque, Saillet, Lefèvre, Schmitt *constatent dans l'urine normale divers chromogènes qu'ils ne différencient pas d'une façon complète ;*

2 *auteurs* (Disqué, Gautrelet) *stipulent que l'un de ces chromogènes n'est autre chose que de l' « urobiline réduite » ;*

(1) NENCKI et SIEBER. — Uroroséine. — Journal für praktische chemie t. XXXVI, p. 933.

(2) LEFÈVRE. — Loc. cit., p. 33.

(3) E. GAUTRELET. — Technologie de l'urobiline. — Rev. mal. nut. 1896, page 80.

(4) HOPPE-SEYLER. — Virchov's Archiv., p. 124, 1891, p. 34, cité par Vaughan-Harley, loc. cit. p. 1.

(5) VAUGHAN-HARLEY. — Formation of urobilin. British medical journal 1896, tirage à part, page 11.

(6) MALY. — Loc. cit.

2 *auteurs* (Lefèvre, Schmitt) *reprennent la différenciation de l'urochrome de Thudichum avec l'urobiline de Jaffé, et en font un pigment urinaire complémentaire et normal;*

1 *auteur* (Schmitt) *décrit un chromogène spécial pour cet urochrôme ;*

6 *auteurs* (Simon, Riva, Hugounenq, Gautrelet, Schmitt Neubauer) *font entrer l'uroérythrine parmi les principes colorants normaux de l'urine ;*

1 *auteur* (Schmitt) *dit que l'uromélanine, anciennement signalée par Udransky comme matière colorante anormale de l'urine, doit être considérée comme élément physiologique aux lieu et place de l'urobiline ;*

1 *auteur* (Hugounenq) *admet, d'une façon analogue que le pigment pathologique de Nencki et Sieber, l'uroroséine, se trouve normalement dans toutes les urines ;*

2 *auteurs* (Lefèvre, Hénocque) *ne veulent trouver dans les urines normales que le chromogène de l'uroroséine et non ce principe colorant lui-même ;*

2 *auteurs* (Giacosa, Schmitt) *comptent l'indirubine comme principe colorant de l'ensemble des urines physiologiques ;*

1 auteur (Thudichum) *ajoute aux pigments précédents l'omicholine et l'acide omicholique pour les urines normales ;*

1 auteur (Cotton) *veut que les urines normales contiennent son chromogène particulier, l'urocynanine* ;

1 *auteur, enfin,* (Saillet) *déclare que l'urospectrine constitue la masse principale de toute pigmentation urinaire normale.*

Ce qui revient à dire que :

Pour Jaffé, le seul pigment urinaire normal est l'*urobiline ;*

Pour Mac-Münn, il y a dans toute urine un *chromogène indéterminé associé à de l'urobiline ;*

Pour Hénocque, la matière colorante urinaire est complexe et comporte : des *chromogènes,* de l'*urobiline,* de l'*urospectrine,* de l'*indican,* de l'*uroséine,* de l'*uréan* (?) ;

Pour Saillet, le pigment urinaire vrai est l'*urospectrine* à laquelle s'adjoignent un *chromogène spécial mais indéterminé,* ainsi que des *pigments rouges non précisés* et de l'*indican ;*

Pour Lefèvre, le pigment urinaire est double ; *urobiline et urochrome*, et il est doublé de *deux chromogènes spéciaux, l'un à l'urobiline, l'autre à l'uroroséine ;*

Pour Gautrelet, la coloration normale de l'urine est due aux deux seuls pigments : *urobiline* et *uroérythrine*, mais l'urine physiologique renferme aussi quatre chromogènes spéciaux : « *urobiline réduite* » *pour l'urobiline vraie,* « *urochromogène* » *susceptible de donner de l'urochrome dans certaines conditions de réactions*, les deux : *indoxysulfate et skatoxysulfate de potassium* fournissant par action des acides de l'*indican* ou de l'*indirubine* (pathologiques) ;

Pour Schmitt, il y a dans toute urine : des *chromogènes divers* (dont celui de l'urochrome), de l'*urochrôme* proprement dit, de l'*uroérythrine,* de l'*indirubine,* de l'*uromélanine ;*

Pour Méhu, la pigmentation urinaire physiologique a seulement pour base l'*urobiline,* ainsi que le disait déjà Jaffé ;

Pour Giacosa, c'est un « *pigment rouge* » particulier *mais innommé* qui colore les urines saines ;

Enfin pour Hugounenq, l'urine humaine physiologique contiendrait comme pigments : l'*urobiline*, l'*uroérythrine*, l'*urochrome* et l'*uroroséine*, plus un *chromogène commun à l'indican et à l'indirubine : l'indoxyle.*

Si à cette complexité d'interprétation des résultats de l'observation analytique de l'urine en tant que qualification des pigments urinaires normaux, nous ajoutons que la plupart des auteurs ne s'entendent pas plus sur la spectroscopie des matières colorantes de l'urine à l'état normal que sur la valeur même des termes techniques employés, puisque les uns n'admettent pour « *chromogènes* » que les corps susceptibles de donner naissance à de véritables pigments nouveaux, alors que les autres comprennent sous la même rubrique tous les produits capables d'engendrer des colorants quelconques, aussi bien pathologiques que physiologiques, on voit de suite combien est justifié le titre de cette thèse par l'étendue de l'étude comparative des divers éléments de la question que nous avons à faire !

CHAPITRE II

Caractères généraux et spectroscopiques de l'ensemble des principes indiqués comme colorants ou comme chromogènes de l'urine physiologique

On vient de voir que les chimistes ont indiqué pour l'urine humaine onze variétés de pigments proprement dits :

Urobiline,
Urochrome,
Urospectrine,
Uroérythrine,
Indirubine,
Indican,
Urométanine,
Uroroséine,
Uriane (?),
Omicholine
Acide omicholique,

plus six chromogènes :

« *Urobiline réduite* »,
Urochromogène,
Uroroséinogène,
Indicanogène,
Indirubinogène,
Urocyanine,

sans s'entendre ni les uns ni les autres sur la valeur définitive de ces éléments comme colorants fondamentaux ou secondaires du liquide urinaire physiologique.

Nous allons tout d'abord exposer les caractères généraux

physiques et chimiques de chacun de ces principes, ainsi que les données spectroscopiques actuellement possédées sur chacun d'eux ; puis nous procéderons à l'étude critique de leurs diverses modes de préparation.

Ce sera, croyons-nous, la meilleure manière de faire entre eux le départage nécessaire pour l'obtention de résultats décisifs dans l'étude de la coloration physiologique immédiate ou médiate de l'urine chez l'homme considéré comme sain.

PREMIER GROUPE

PRINCIPES COLORANTS

I

UROBILINE

A. — Caractères généraux

L'*urobiline*, que découvrit Jaffé et que Maly a dit devoir être représentée par la formule chimique : $C^{32}H^{40}Az^{4}O^{7}$, a encore reçu subsidiairement de Gübler le nom d' « *hémaphéine* », et de Laache (1) celui d' « *urophéine* ».

C'est un principe amorphe, se présentant sous forme d'une masse résinoïde, de couleur rouge-brune par réfraction, de couleur rouge à reflets verts par réflexion, soluble dans l'alcool, le chloroforme, l'eau acidulée, l'éther, la benzine et les solutions salines faibles.

Les solutions acides d'*urobiline* vont, comme coloration,

(1) Laache. — Guide pratique de l'analyse des urines ; traduction française de Francotte, — Carré, Paris, 1885, p. 4.

du jaune-paille le plus faible au rouge-brun foncé selon leur état de concentration.

Les solutions alcalines du même pigment sont beaucoup plus pâles et se rapprochent à tous degrés de dilution ou de concentration d'une teinte jaune exclusive.

Sous l'influence du chlorure de zinc les solutions alcalines générales d'*urobiline* rougissent ; mais, quand la base est constituée par de l'ammoniaque, elles prennent un aspect dichroïque très-marqué : teinte rose-rouge avec fluorescence verte.

Le sulfate d'ammoniaque à saturation précipite l'*urobiline* de ses solutions aqueuses — neutres ou acides — sous forme d'une masse amorphe de couleur de rouille, c'est-à-dire rouge-jaunâtre, et soluble dans l'alcool concentré.

Traitées par l'acide chlorhydrique en présence de l'étain, c'est-à-dire par l'hydrogène naissant, les solutions d'urobiline se décolorent entièrement en fournissant de l' *« urobiline réduite »*, précipitable comme son homologue supérieur par l'acétate de plomb, et qui régénère sous l'influence de l'air et de la lumière de l'*urobiline « ordinaire »* lorsqu'on décompose le précipité plombique par un acide.

B. — Caractères spectroscopiques.

Les réactions spectroscopiques de l'*urobiline* sont très nettes :

a. En solution acide :

1° Large bande d'absorption unique (γ), comprise entre les longueurs d'onde = 510 et = 485, située donc dans le vert et le bleu cyané, avec léger chevauchement sur la raie F ;

2° Absorption de l'ensemble du spectre du côté du violet à partir de $\lambda = 470$;

3° Absorption de l'ensemble du spectre du côté rouge, à partir de $\lambda = 700$ (avec pénombre) à $\lambda = 650$, comme d'ailleurs pour la plupart des pigments organiques animaux.

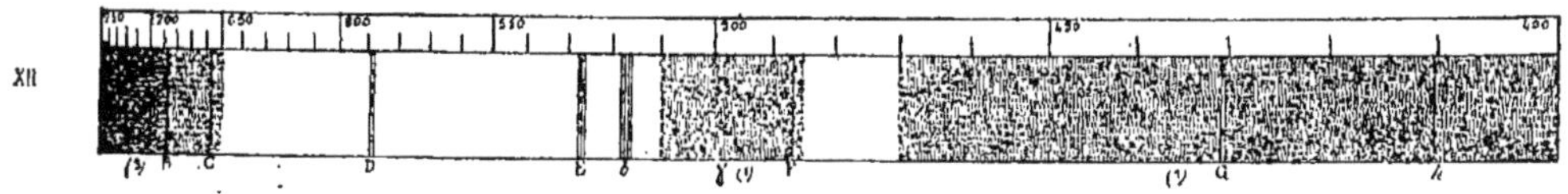

Fig. 1 Urobiline. solution acide (Mac-Münn)

b. En solution ammoniacale :

Disparition de la bande γ.

c. Par addition de chlorure de zinc à la solution primitive alcalinisée par l'ammoniaque :

1° Apparition d'une bande (δ) de largeur sensiblement égale comme apparence à la bande primitive (γ), un peu moins large toutefois en réalité puisqu'elle n'occupe que l'espace correspondant à 20 unités au lieu de 25), en tous cas située dans le vert exclusivement et chevauchant ainsi un peu sur la raie *b*, avec laquelle elle ne fait plus « contraste » comme pour le cas de γ ; la position exacte de la bande δ est comprise entre $\lambda = 500$ et $\lambda = 520$;

2° Absorption de l'ensemble du spectre du côté du violet un peu plus avancée que dans le cas de la solution acide, c'est-à-dire à partir de $\lambda = 482$;

3° Même absorption du côté du rouge qu'en solution acide.

d. En solution alcaline vraie (sodique ou potassique) :

Mêmes indices spectroscopiques que pour la solution zinco-ammoniacale.

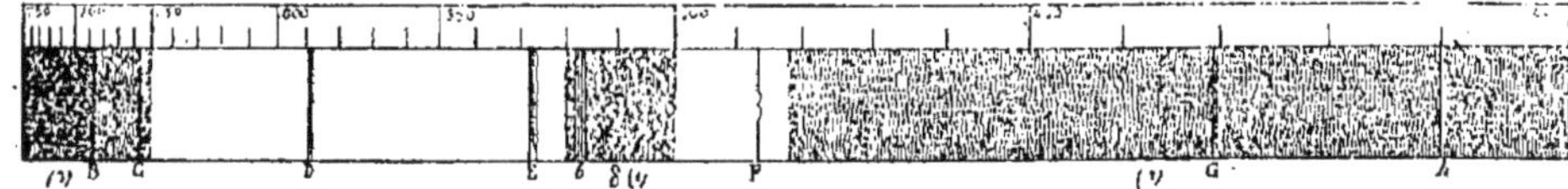

Fig. 2 Urobiline solution zinco-ammoniacale (Mac-Münn)

Les chiffres que nous venons de citer et qui expriment en longueurs d'ondes les positions respectives des bandes γ et δ de l'*urobiline* sont ceux donnés par Mac-Münn (1).

Ils diffèrent de ceux de Lefèvre (2), pour qui γ est comprise entre $\lambda = 504$ et $\lambda = 477$, et δ entre $\lambda = 507$ et $\lambda = 552$;

(1) Mac-Münn. — Outliness of the clinical Chemistry of urine. Churchill. Londres. 1889 (tableaux spectraux).

(2) Lefèvre. — Loc. cit. p. 18.

mais nous croyons pouvoir expliquer cette différence par l'acidité ou l'alcalinité plus ou moins marquées des milieux dans lesquels ces deux auteurs ont pu opérer, par ce fait que, depuis longtemps, nous avons fait la remarque personnelle que les agents oxydants faisaient « flotter » les bandes spectrales de l'*urobiline*, c'est-à-dire les faisaient osciller de F vers *b*.

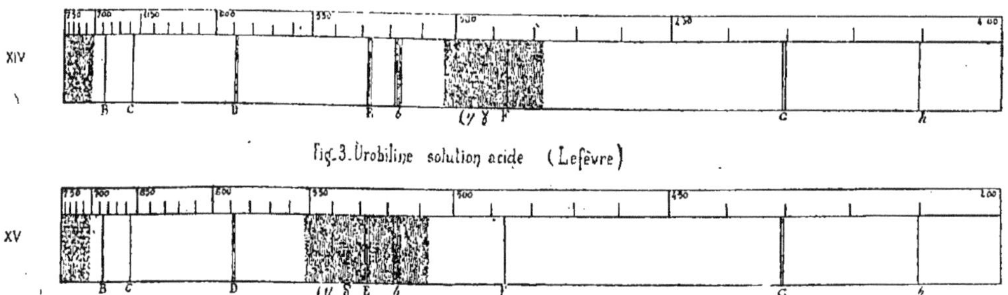

Fig. 3. Urobiline solution acide (Lefèvre)

Fig. 4 Urobiline solution zinco-ammoniacale (Lefèvre)

Nota. — Au titre documentaire nous rappellerons ici que Schmidt (1) a indiqué pour le bichlorure de mercure sur *l'urobiline* une action chimique caractéristique = coloration rose-rouge brillante au lieu de coloration verte pour les pigments biliaires vrais, utilisée par Vaughan-Harley (2) pour déceler micro-spectroscopiquement les plus petites quantités d'urobiline par l'apparition de la bande γ entre *b* et F.

D'autre part, notre ami Michaels a trouvé récemment un procédé analogue permettant de caractériser également micro-spectroscopiquement l'urobiline dans la salive. Pour cela il laisse tomber une goutte de réactif de Nessler (3) au milieu d'une goutte de salive placée sur la lamelle porte-objet d'un microscope. Il se forme immédiatement une tache rouge-brique non diffusible et que l'on peut isoler par absorption au moyen

(1) Schmidt. — Verhandlunge d. Congress, f. innere Medicin. 1895, p. 320.

(2) Vaughan-Harley. — Loc. cit., p, 4.

(3) Réactif de Nessler :

Iodure de potassium	20	grammes
Bi-iodure de mercure	30	—
Eau distillée	250	—
Soude caustique à l'alcool	50	—
Eau distillée	150	—

Eau distillée... q. s. pour compléter 500 c. c.

de papier buvard du liquide non coloré l'entourant. Par dessication, il reste une masse pigmentaire rose-rouge que l'on peut examiner au micro-spectroscope.

L'application de ce procédé pourrait être faite à l'urine.

II.
UROCHROME

A. — Caractères généraux

D'après Lefèvre (1), qui, le premier, a signalé dans l'urine considérée comme normale une matière colorante jaune, indépendante de l'*urobiline*, et à laquelle il redonna le nom primitivement imposé par Thudichum au pigment fondamental de l'urine — nom que Gautier (2) identifie d'ailleurs encore, comme l'ensemble des chimistes depuis les travaux de Jaffé, avec celui d'*urobiline* ou d'*hémaphéine* — l'*urochrome* se présenterait sous forme de masses amorphes de couleur jaune-citron, solubles en toutes proportions dans l'eau — pure ou saturée de sulfate d'ammoniaque — à laquelle il communique une teinte jaune-clair virant au rouge par exposition à l'air.

D'après Lefèvre (3), encore, l'*urochrome* serait insoluble dans l'alcool et dans le chloroforme ; distinction que cet auteur en établit avec l'*urobiline* et l'*uroroséine*.

Pour Schmitt (4), l'*urochrome* est constitué par des « croûtes » amorphes, peu solubles dans l'eau, plus solubles dans l'alcool, très solubles dans l'éther, les alcalis, les acides minéraux : son pouvoir colorant étant faible.

Nous avons cherché à contrôler les dires discordants de Lefèvre et de Schmitt ; et nous avons trouvé que l'un et l'autre avaient raison : raison toutefois à une condition, celle d'employer pour les essais de l'un ou de l'autre auteur un *urochrome* préparé par le procédé décrit par chacun d'eux. Ce qui nous semble devoir faire conclure sinon à deux variétés d'un pigment jaune ou à deux pigments jaunes très rapprochés l'un de l'autre

(1) Lefèvre. — Loc. cit. p. 10.
(2) Gautier. — Cité par Hénocque, loc. cit. p. 15.
(3) Lefèvre. — Loc. cit., p. 11.
(4) Schmitt. — Loc. cit., p. 27.

pour l'*urochrome* urinaire normal signalé par ces deux auteurs, du moins pour l'un des deux à un mélange de pigment jaune vrai avec son *chromogène* ou avec un autre pigment très rapproché.

Schmitt (1) dit encore que l'hydrogène naissant dégagé par l'amalgame de sodium n'agit pas sur l'*urochrome;* que l'oxygène et les oxydants donnent avec lui une matière colorante rouge agissant sur le spectre comme agent d'absorption ; que Zawadski (2) a obtenu de l'*uroroséine* par action oxydante du calomel en milieu alcalin sur l'*urochrome* ; qu'une oxydation plus énergique transforme ce pigment jaune en *uromélanine* ; que les alcalis déterminent avec ses solutions aqueuses une fluorescence verte analogue à celle de l'*urobiline* lors de l'addition de chlorure de zinc ammoniacal ; enfin que les acides en font découler, selon l'intensité de leur action, deux pigments nouveaux : l'un rouge, *acide omicholique:* l'autre brun, *uromélanine*, comme par oxydation énergique précitée.

Les réactions secondaires, indiquées par Schmitt pour son *urochrome*, sont : précipitation par le perchlorure de fer ; formation avec le nitrate d'argent d'une masse gélatineuse soluble dans l'acide nitrique et dans l'ammoniaque ; formation avec l'acétate et le sous-acétate de plomb, comme avec le sulfate mercurique, d'un précipité jaune rougissant à l'air ; formation avec l'azotate mercurique d'un précipité d'abord blanc, puis rose-clair par ébullition, avec liquide rose surnageant ; non-précipitation par le sulfate d'ammoniaque ; non-réduction de la liqueur de Fehling.

D'après Hugounenq (3), qui résume au sujet de l'*urochrome* les données de Thudichum et de Garrod, ce pigment offrirait physiquement les apparences d'une poudre brune, amorphe, soluble dans l'eau et dans l'alcool faible, insoluble dans les dissolvants organiques habituels, non fluorescente : caractères, en somme, de l'*urobiline impure*.

(1) Schmitt. — Loc. cit., p. 18.

(2) Zawadski. — Archiv. f. exper. pathol. med. Pharm., t. xxviii, p. 450.

(3) Hugounenq. — Loc. cit., p. 469.

B. — Caractères spectroscopiques

Lefèvre (1), Schmitt (2) et Hugounenq (3) (citant Garrod), sont d'accord pour déclarer que l'*urochrome* ne présente aucune bande spectrale caractéristique.

Thudichum, qui avait découvert le premier corps portant ce nom, et qui l'a étudié spectroscopiquement, postérieurement à l'étude de Jaffé pour l'*urobiline,* indique au contraire pour l'*urochrome* une bande d'absorption étroite entre F et G : bande disparaissant avec l'addition d'un alcali.

Personnellement, nous n'avons pu, pas plus avec le type d'*urochrome* obtenu par le procédé Schmitt, que par celui de Lefèvre, observer aucune bande ou raie d'absorption du spectre solaire lumineux. La seule chose à noter dans cet examen a été une extinction des deux extrémités spectrales, plus avancée du côté du violet que du côté du rouge pour les deux types d'*urochrome,* plus accusée relativement pour l'*urochrome* de Schmitt que pour celui de Lefèvre ($\lambda = 640$ du côté du rouge, $\lambda = 472$ du côté du bleu).

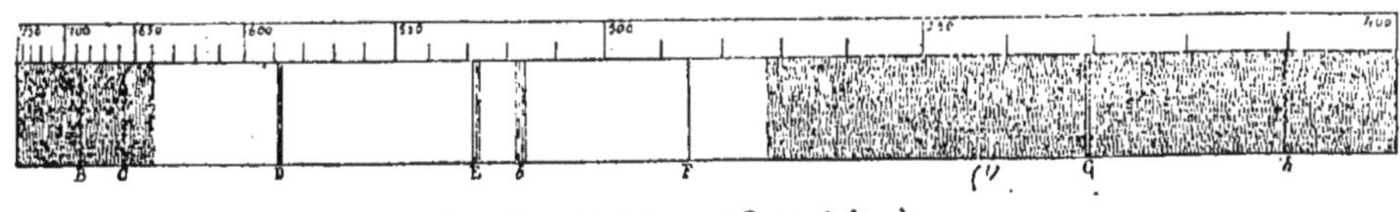

Fig. 5 — Urochrôme Gautrelet (Procédé Lefèvre)

Ce qui nous conduit à penser de nouveau, comme nous l'avons déjà dit relativement aux propriétés générales de ce corps, que les pigments « *urochromes* » de Lefèvre et de Schmitt constituent deux variétés de ce principe colorant analogues aux variétés d'*urobiline* obtenues par la diversification alcaline ou acide du milieu.

Quoiqu'il en soit, l'absence de bandes spectrales proprement dites du nouvel « *urochrome* » doit, nous semble-t-il, nettement le différencier de celui primitivement préparé par

(1) Lefèvre. — Loc. cit., p. 40.
(2) Schmitt. — Loc. cit., p. 19.
(3) Hugounenq. — Loc. cit., p. 469.

Thudichum, puisque cet auteur, comme Jaffé, en avaient nettement constaté les propriétés d'absorption spectrale.

III

UROSPECTRINE

A. — Caractères généraux

Saillet (1), l' « auteur » de l'*urospectrine*, décrit ce principe colorant de l'urine normale comme se présentant sous forme d'une poudre brune, amorphe, assez soluble dans l'alcool, très soluble dans l'éther ordinaire et dans l'éther acétique, très soluble aussi dans les acides et dans les alcalis, à peu près insoluble dans l'eau et dans le chloroforme, tout-à-fait insoluble dans l'éther de pétrole.

Les solutions d'urospectrine sont : de teinte rouge-mauve avec l'eau acidulée par l'acide chlorydrique, rose-claire avec les éthers ou l'alcool acidulé, rose foncée avec l'eau alcalinisée, rouge-rubis avec les acides forts.

Sous l'influence de l'ébullition, les solutions ammoniacales se transforment en celles d'un pigment rouge analogue, dit Saillet, comme propriétés spectrales avec l'*hémochromogène* ou l'*hématine réduite*, mais qui ne contient cependant pas de fer ; fait qui, ajouterons-nous personnellement, rapprocherait l'*urospectrine* de l'*hématoporphyrine*, car il nous a semblé que le spectre de l'*urospectrine* était bien plus rapproché de la raie D que de la raie E, contrairement à l'opinion de Saillet, pour la solution alcaline tout au moins.

Toutefois, ajouterons-nous comme correctif à cette opinion, que l'*urospectrine* étant extrêmement oxydable, peut-être n'avons-nous, dans la préparation que nous en avons fait d'après les données techniques de Saillet, réussi qu'à en obtenir une variété au lieu du corps lui-même ?

(1) Saillet. — Cité par Hénoque, loc. cit., p. 48.

B. — Caractères spectroscopiques

Les spectres d'absorption de l'*urospectrine* se présentent de trois façons différentes selon la nature du véhicule :

a. Dans les éthers purs et dans l'alcool pur ou acidulé, on obtient pour l'*urospectrine* un spectre composé de six bandes d'absorption ;

1° Une bande entre C et D, très noire et très étroite, parfaitement limitée et de longueur d'onde moyenne $\lambda = 626$;

2° Une seconde bande entre C et D, de faible intensité, mais toujours très étroite (longueur d'onde moyenne $\lambda = 600$) ;

3° Une bande très claire, sise du côté opposé de D, c'est-à-dire du côté du violet ;

4° Limitée de ce même côté par une bande très foncée (longueur d'ondes moyenne des deux bandes réunies $\lambda = 575$) ;

5° Une bande large et noire près de E ($\lambda = 525$ en moyenne) ;

6° Une nappe (de longueur d'onde moyenne $\lambda = 492$) très obscure et très large, partant d'un peu après *b* du côté du violet pour s'étendre jusqu'au-delà de F ;

7° De plus, l'extrémité violette du spectre est obscure à partir de G.

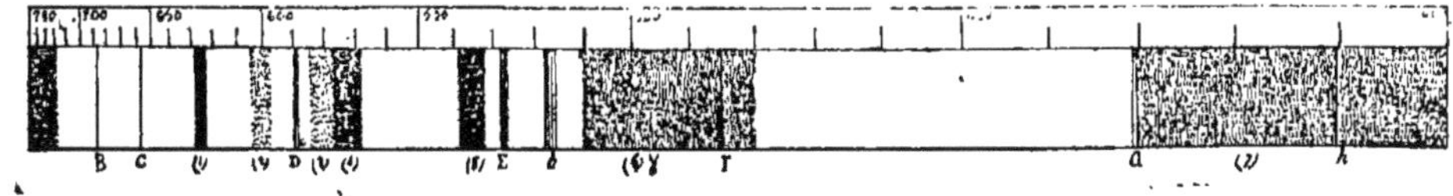

Fig. 6. Urospectrine. (Solutions alcooliques acides) (Saillet)

b. Les solutions alcalines d'*urospectrine* donnent un spectre d'absorption à quatre bandes :

1° L'une, de faible largeur et de faible intensité (longueur d'ondes moyenne $\lambda = 622$) sise entre C et D ;

2° La seconde, plus large et plus foncée (longueur d'ondes moyenne $\lambda = 570$), donc située entre D et E, près de D ;

3° La troisième, aussi comprises entre D et E, mais près de E, d'intensité et de largeur analogues à la seconde (longueur d'ondes moyenne $\lambda = 542$) ;

4° La dernière, enfin, en forme de nappe, c'est-à-dire très large et également très obscure, est comprise entre *b* et F, d'une manière sensiblement égale à la raie γ de l'urobiline ; elle a pour longueur d'ondes moyenne λ = 500.

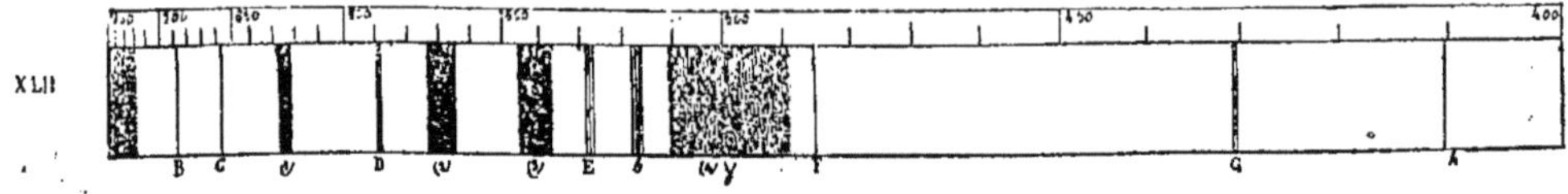

(Fig. 7. — Urospectrine. — (Solutions alcalines) (Saillet)

c. Dans les solutions aqueuses acides, le spectre d'absorption de l'*urospectrine* se réduit à trois bandes :

1° La première, noire et étroite, est située près de D (centre à λ = 595), du côté du rouge ;

2° La seconde, très obscure et aussi très étroite, a pour longueur d'ondes moyenne λ = 572, et est donc voisine de D du côté du violet ;

3° La troisième, qui constitue une nappe noire large et bien limitée, a son centre à λ = 550 c'est-à-dire est située entre la raie précédente et E d'une façon analogue à la raie δ de l'urobiline alcaline.

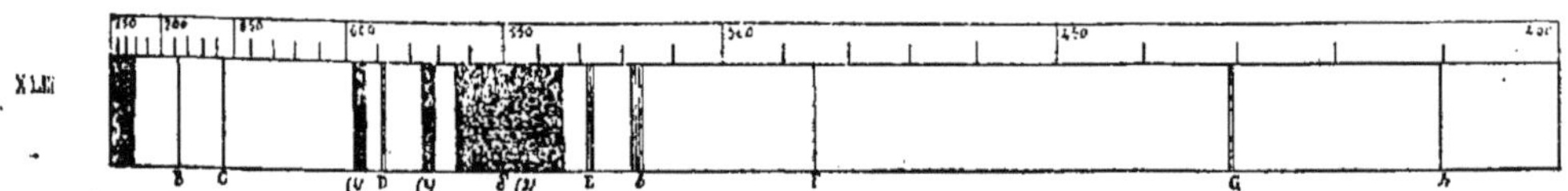

Fig. 8. — Urospectrine. — (Solutions aqueuses acides) (Saillet).

IV

UROÉRYTHRINE

A. — Caractères généraux

L'*uroérythrine*, aliàs ; « *acide rosacique* » de Proust (1), « *acide uroérythrique* » de Fordos (2), « *purpurine* » de Golding-Bird (3), est constituée par une masse amorphe, rouge-

(1) Proust. — Annales de Chimie et de Physique, 1820, t. xiv, p. 442.

(2) Fordos. — Cité par Schmitt., loc. cit., p. 24.

(3) Golding-Birg. — De l'urine et des dépôts urinaires, p. 216, cité par Schmitt, loc. cit., p. 24.

brune, très-soluble à froid dans l'eau et dans l'alcool ordinaire ainsi que dans le chloroforme, peu soluble dans l'éther et dans l'alcool amylique.

Les solutions aqueuses ou alcooliques sont rouges-brunes, plus ou moins foncées selon leur concentration ; les solutions dans l'alcool amylique ont une teinte « rouge-cerise » très-accusée.

Le sulfate d'ammoniaque, l'acétate de plomb, les nitrates mercureux et mercurique précipitent l'*uroérythrine* de ses solutions.

Elle possède une réaction acide, contient du fer Tyson (1) et est réductible par l'hydrogène naissant qui la décolore ou plutôt la ramène à une teinte jaune analogue à celle de l'urochrome, susceptible, sous l'influence d'une simple oxydation à l'air, ou mieux sous l'influence de quelques bulles de chlore, de régénérer la teinte de l'*uroérythrine* primitive.

Les alcalis caustiques (soude ou potasse) communiquent aux solutions d'*uroérythrine* une coloration verte peu à peu décroissante d'intensité par altération du pigment ; avec l'ammoniaque la décoloration est moins rapide, mais, contrairement à ce qui se passe pour l'*urobiline* dans des conditions analogues, la décoloration persiste, comme pour la soude et la potasse, après neutralisation de la base par un acide.

B. — Caractères spectroscopiques

Les auteurs ne sont pas d'accord sur les propriétés spectroscopiques de l'*uroérythrine*.

a D'après Thudichum (1), ce principe colorant offrirait trois bandes spectrales d'absorption :

1° et 2° Les deux premières très-voisines de F du côté du rouge, sont très-étroites et très-brillantes ;

3° L'autre, faible d'intensité mais large, se trouve presque confondue avec les raies E et *b*.

(1) Tyson. — Pratical examination of urine. Traduction de Gautrelet et Clarke. Soc. édit. scient, Paris, 1895, p. 92.

(2) Thudichum. — Cité par Schmitt., loc. cit. p. 25.

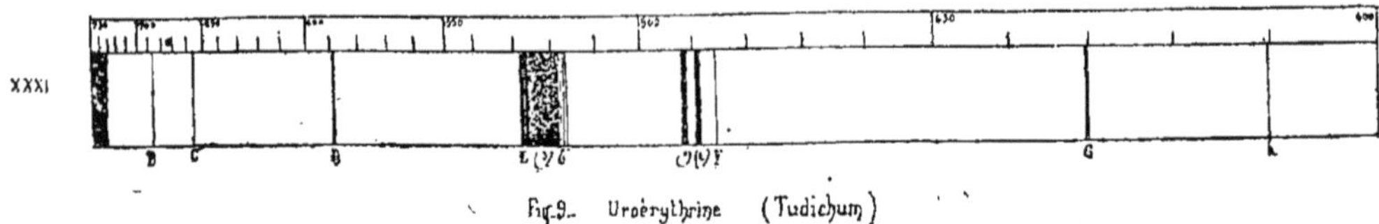
Fig. 9. Uroérythrine (Tudichum)

b Garrod (1) et Zoja (2) n'admettent pour l'***uroérythrine*** que deux bandes spectrales :

1° La première, comprise entre les longueurs d'onde $\lambda = 550$ et $\lambda = 528$: soit immédiatement près de E du côté du rouge ;

2° La seconde, limitée par $\lambda = 508$ et $\lambda = 484$, chevauche un peu sur F ;

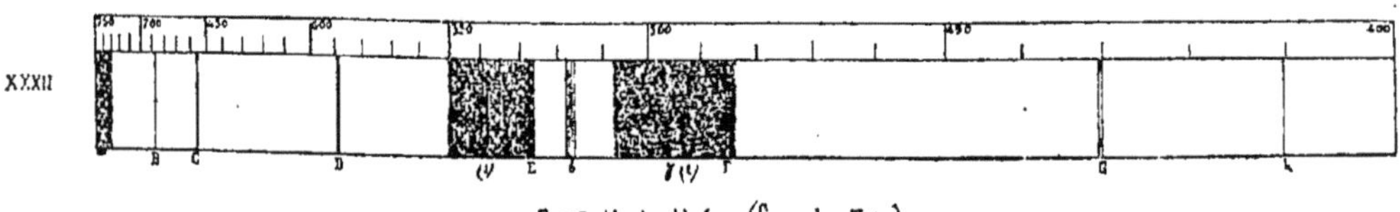
Fig. 10. Uroérythrine (Garrod & Zoja)

c Pour Hugounenq (3), comme pour Garrod et Zoja, l'***uroérythrine*** offre bien encore deux bandes spectrales :

1° Dont la première est indiquée par lui beaucoup plus du côté du rouge que celle analogue de Zoja, puisqu'il la décrit comme très-voisine de D ;

2° Et dont la seconde également, « à cheval sur F », dit-il, semble correspondre sensiblement à la seconde de Zoja.

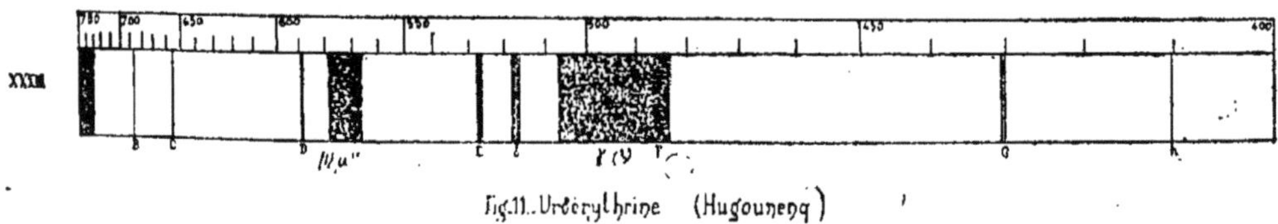
Fig. 11. Uroérythrine (Hugounenq)

(1) Garrod. — A Contribution to the study of uroerythrin. — Journal of Physiology, XIII, p. 598.

(2) Zoja. — Ueber Uroerythrin und Hæmatoporphyrin in Harn, — Centralblatt f. die. med. Wissench. 1892, n° 39.

(3) Hugounenq. — Loc. cit., p. 469.

d Gautrelet (1), indique également pour l'*uroérythrine* deux bandes d'absorption, mais assez différentes de celles des auteurs précédents ; il les désigne sous les indications de u' et u''.

1° La première, pour lui, est près de D, du côté rouge et comprise entre $\lambda = 610$ et $\lambda = 595$: c'est la bande u' ;

2° La seconde, sensiblement placée à égale distance de D, mais du côté du violet, est incluse entre $\lambda = 580$ et $\lambda = 565$: bande u''.

3° De plus il y a absorption plus ou moins complète du spectre du côté du violet à partir de $\lambda = 485$.

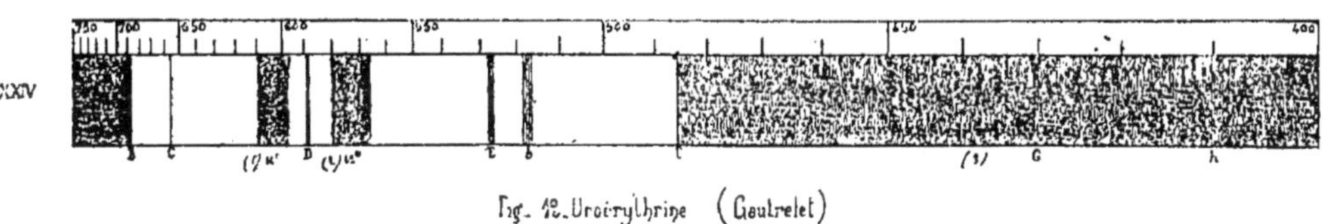

Fig. 12. Uroérythrine (Gautrelet)

D'après Gautrelet, ces deux raies sont nettes de teinte et bien limitées ; la seconde parait concorder avec celle analogue de Hugounenq, quant à la première on en verra l'explication différentielle plus loin ; en tous cas, on remarquera, dores et déjà, que les deux bandes spectrales de l'*uroérythrine* d'après Gautrelet, correspondent sensiblement aux bandes « classiques » de l'*hématoporphyrine*.

V ET VI

OMICHOLINE ET ACIDE OMICHOLIQUE

Pour être complet relativement à la spectroscopie de l'*uroérythrine*, nous rappellerons ici que Thudichum (2) a extrait de l'urine et considéré comme normaux deux pigments résineux, rouges, solubles dans l'éther et dans l'alcool, de composition très-différente, mais qui présenteraient précisément la raie

(1) E. GAUTRELET. — Dosage et Séméiologie de l'uroérythrine. Rev. mal. nut., 1896, 297.

(2) THUDICHUM. — Cité par Schmitt, loc. cit. p. 30.

signalée par Gautrelet, comme par Hugounenq, près de D, du côté du violet, c'est-à-dire entre D et E. Le premier de ces corps, *omicholine* = $C^{24}H^{38}Az^{2}O^{6}$, si n'était son manque de fer nous semblerait très-voisin sinon identique à l'*uroérythrine;* le second, *acide omicholique* = $C^{5}H^{20}Az^{2}O^{4}$, nous a paru, comme à Schmitt, n'être qu'un mélange d'*uroérythrine* et d'*uromélanine*.

VII

INDICAN

A. — Caractères généraux

L'*indican*, primitivement désigné sous les divers noms d'*uroxanthine*, *uroglaucine*, *urrhodine*, *indigogène*, et qui n'est autre chose au fond que l'*indoxyle* ou *indoxysulfate de potassium* ($C^{8}H^{6}AzO, SO^{3}K$), est considéré comme produit urinaire normal par Hugounenq (1), comme encore par Hénocque (2) d'après Petitpas (3) et Amann (4).

Il ne nous semble pas toutefois qu'Hugounenq en fasse pour sa part, un des principes colorants fondamentaux de l'urine puisqu'il donne de ce corps la description ci-après : « Lamelles blanches, nacrées, solubles dans l'eau froide et dans l'alcool chaud. »

Pour nous, contrairement à l'opinion des autres auteurs précités, nous ne pouvons concevoir ce corps comme colorant urinaire normal, mais comme chromogène urinaire normal, fournissant seulement au titre pathologique de l'*indigo bleu*.

Et ce qui nous fortifie dans cette manière de voir, c'est que Hénocque lui-même fait dans sa description la restriction que les caractères spectroscopiques qu'il indique pour l'*indican* ne

(1) Hugounenq. — Loc. cit., p. 469.

(2) Hénocque. — Loc. cit., p. 43.

(3) Petitpas. — De l'indicanurie. Etude pathogénique et séméiologique. Thèse médecine. Paris. 1896.

(4) Amann. — Revue médicale de la Suisse romande, 1897, p. 6.

sont sensibles qu'avec des urines colorées en « bleu ou en violacé », c'est-à-dire avec des urines ne présentant pas la couleur « jaune-ambrée » considérée comme normale par tous les auteurs.

Nous reviendrons sur cette question à propos des chromogènes.

B. — Caractères spectroscopiques

a D'après Hénocque, le spectre de l'*indican* — ou plus exactement de l'*indigo bleu* comme du *rouge*, car ces deux corps sont homologues et jouissent de propriétés spectroscopiques identiques, — présente en solutions chloroformiques :

1° Une obscurité de A à C ;

2° Une première bande obscure près de D dans le rouge-orangé ;

3° Une deuxième bande d'absorption près de D dans le jaune-vert ;

4° Une obscurité absolue du côté du violet, allant de *b* jusqu'à l'extrême limite du spectre dans ce sens.

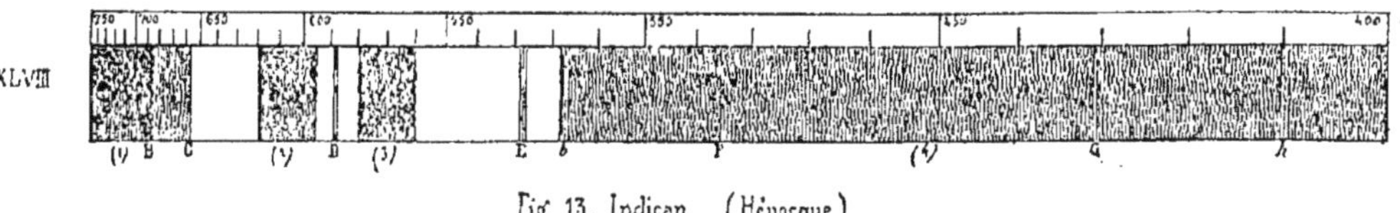

Fig. 13. Indican (Hénocque)

b D'après Mac-Münn (1), il faut ajouter, de *b* à F, une troisième bande très claire touchant à la raie *b*, et que Hénocque (2) nous semble avoir comprise à tort dans l'obscurité latérale du côté du bleu dont, à notre sens, elle se dégage en pénombre très-nette.

(1) Mac-Münn. — Outliness (tableaux spectraux.

(2) Hénocque. — Loc. cit., p. 44).

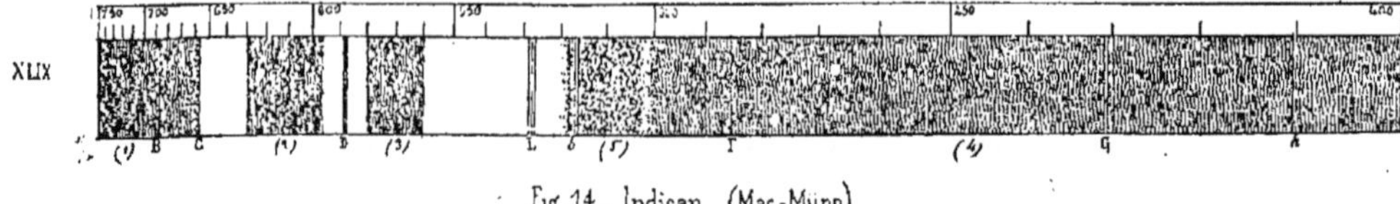

Fig. 14. — Indican (Mac-Münn)

VIII

INDIRUBINE

A. — Caractères généraux

Schmitt (1), qui admet l'*indirubine* comme pigment urinaire normal, dit que ce corps a l'aspect d'une masse amorphe, de couleur grenat, soluble dans l'alcool, le chloroforme, l'éther, l'ammoniaque et les acides.

Les solutions neutres offrent une teinte rouge-rubis que les oxydants décolorent d'une manière absolue.

B. — Caractères spectroscopiques

Schmitt n'indique pas d'absorptions spectrales pour l'*indirubine*.

Mais si l'on fait, ce qui doit être en réalité, de l'*indirubine* le synonyme d'« *indigo rouge* », on n'aura qu'à se reporter à ce que nous venons de dire de l'*indigo bleu*, à propos de l'*indican*, pour en saisir les réactions spectroscopiques (que Mac-Münn (2) identifie d'ailleurs), comme aussi pour se rendre compte que ce corps n'est certainement pas un véritable pigment urinaire normal, qu'il n'existe pas dans l'urine normale, que son seul chromogène, le *skatoxysulfate de potassium* ou *skatoxyle* = C^9H^8AzO, SO^3K (homologne supérieur de l'*indoxysulfate de potassium*) y est présent.

(1) Schmitt. — Loc. cit., p. 28.

(2) Mac-Münn. — Outliness, p. 97.

IX

UROMÉLANINE

A. — Caractères généraux

D'après Schmitt (1), qui considère exister normalement dans l'urine un pigment noir, auquel il a donné le nom étymologique d'*uromélanine*, sans le confondre avec l'*uromélanine* de Thudichum ni avec celle de Zeller, exclusivement rencontrées dans les circonstances pathologiques liées à des lésions carcinomateuses diverses, le pigment brun physiologique de l'urine humaine se présente sous forme d'une poussière amorphe, brune, fondant à très basse température en une laque noire à reflets très-brillants.

Ce principe colorant jouit de la fonction acide et se dissout donc bien dans les solutions alcalines, d'où il est, au contraire, facilement séparé soit par les acides minéraux ou même par l'acide acétique, soit encore par l'alcool dans lequel il est complètement insoluble.

Les solutions alcalines d'*uromélanine*, c'est-à-dire en réalité les uromélanates alcalins, offrent une teinte plus foncée que le produit leur ayant donné initialement naissance ; en tous cas, elles paraissent toujours brunes ou noires et sont facilement décomposées par l'eau ordinaire qui en précipite l'*uromélanine* dès que la dilution est un peu forte.

La baryte, le chlorure de baryum, le sulfate de magnésie, les deux acétates de plomb, précipitent aussi l'*uromélanine* de ses solutions alcalines.

Il en est de même, d'après Zeller (2), de son *uromélanine* vraie, c'est-à-dire pathologique ; mais celle de Schmitt n'offre pas la réaction de précipitation par l'eau brômée comme le fait l'*uromélanine* de Zeller ; ce qui nous semble donc bien séparer ces deux corps, dont le premier serait également celui décrit sous le même nom par Thudichum, sans coïncider avec

(1) Schmitt. — Loc. cit., p. 31.

(2) Zeller. — L'Uromélanurie, cité par Schmitt, loc. cit., p. 32.

l' « *uropittine* » quoique en dise Schmitt (1), puisque cet autre pigment de Thudichum est soluble dans l'alcool, l'éther et le sulfure de carbone au contraire de l'*uromélanine*.

Les réducteurs, comme la poudre de zinc, l'amalgame de sodium, ramènent l'*uromélanine* à l'urochrome, sans décolorer toutefois entièrement ses solutions qui passent ainsi du brun-foncé au jaune-ambré.

B. — Caractères spectroscopiques

Il n'existe pas pour l'*uromélanine* de Schmitt de bandes spectrales définies ; mais l'absorption du spectre se fait avec ses solutions alcalines comme ensemble d'une façon plus ou moins intense selon le degré de concentration des liqueurs. En tous cas, on peut facilement constater qu'en solution concentrée le spectre n'existe plus à partir de l'orangé jusqu'à l'extrême limite du côté du violet (conditions maxima d'action spectrale), tandis qu'avec des solutions étendues, la coloration noire ne s'étend dans le même sens qu'à partir du vert (conditions minima).

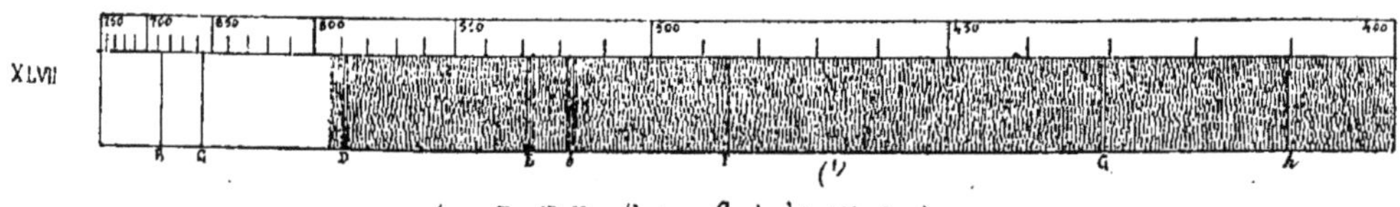

Fig. 15_Uromélanine Gautrelet (Maxima)

X

UROROSÉINE

A. — Caractères généraux

Nencki et Sieber (2) ont décrit sous le nom d'*uroroséine*, dans l'urine humaine considérée comme normale, un pigment rose, soluble dans l'eau et dans les alcools ordinaires et amyliques, insoluble dans l'éther, le chloroforme et le sulfure de carbone.

(1) Schmitt. — Loc. cit., 38.
(2) Nencki & Sieber. — Loc. cit., p. 333.

L'*uroroséine* se combine avec les alcalis pour former les sels incolores, tandis que ses solutions acides sont d'un beau rouge-rose.

L'*uroroséine* est précipitable par l'acétate de plomb, mais non par le noir animal ; aussi une urine qui en contient, ou plus exactement qui contient son *chromogène*, se colore-t-elle facilement en rouge à l'air par addition d'un acide minéral même quand elle a été décolorée au préalable par le charbon, au contraire de ce qui se passe après action de l'extrait de saturne.

B. — Caractères spectroscopiques

Les solutions *d'uroroséine* offrent au spectroscope des conditions d'absorption diverses, liées, croyons-nous, à un plus ou moins grand état de pureté, ainsi qu'il sera facile de le déduire de nos indications ultérieures.

a La solution alcoolique vraie offre un spectre constitué par une bande unique, à bords bien arrêtés, et située dans le jaune-vert presque au milieu de la plage s'étendant de D à E, avec centre à $\lambda = 550$.

XXXIX

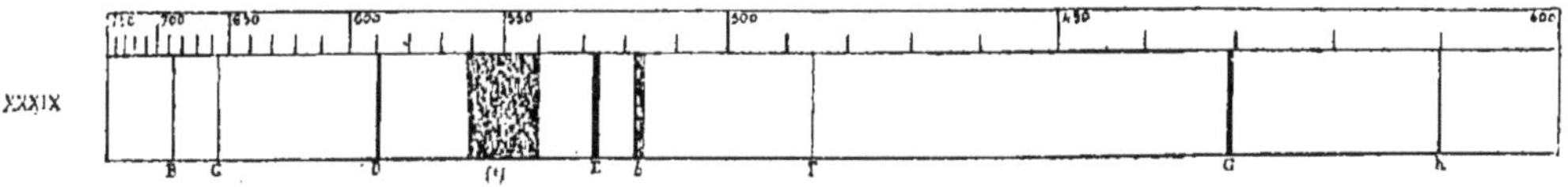

Fig. 16. Uroroséine solutions éthyliques (Goutrelet)

b La solution amylique.

1° Présente la même bande, mais irrégulière comme largeur selon l'état de concentration de la liqueur, et ayant des bords moins nets qu'avec la solution éthylique ;

2° De plus, on y remarque (généralement, mais non constamment) une bande supplémentaire (identique à celle γ de l'urobiline) s'étendant de près de *b* jusqu'aux environs de F, dans le vert et le commencement du bleu.

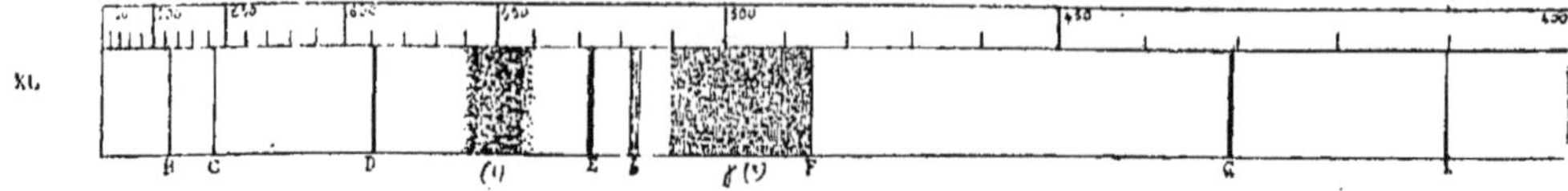

fig. 17. Uroroséine solutions amyliques (Gautrelet)

XI

URIANE

Sous le nom d' « Uriane (1) », Hénocque cite, parmi les colorants normaux de l'urine, un principe « humique » qu'il paraît faire dériver de l' « *uromélanine* » et qu'il considère comme « ferrugineux » sans entrer dans de plus amples explications.

Nous n'avons pu pratiquement nous rendre compte de quel pigment voulait parler Hénocque ; mais, au point de vue théorique, peut-être pourrait-on rapprocher l' « *uriane* » du principe colorant innommé de Giacosa (2) qui, d'après cet auteur, laisse 0,45 p. 100 de son poids de cendres ferrugineuses à l'incinération, car en dehors de ce corps nous ne connaissons que l'uroérythrine comme pigment urinaire qui contienne du fer ?

Nous verrons, un peu plus loin, à rapprocher d'ailleurs ces trois pigments l'un de l'autre, et même de l'*uroroséine* au titre de chromogène.

Quoiqu'il en soit, nous dirons du « *pigment de Giacosa* » que ses solutions éthérées ou chloroformiques sont faiblement fluorescentes (aspect vert brillant) mais sans action sur le spectre solaire lumineux.

---

(1) Hénocque. — Loc. cit., p. 14.

(2) Giacosa. — Cité par Schmitt, loc. cit., p. 27.

DEUXIÈME GROUPE

PRINCIPES CHROMOGÈNES

I

UROBILINOGÈNE

Depuis longtemps l'on savait que les urines exposées à la lumière plus ou moins directe fonçaient comme couleur, mais la cause de cette variation dans la teinte urinaire sous l'influence de l'action solaire n'était pas connue jusqu'aux travaux de Disqué (1).

Cet auteur, — prenant le contrepied des recherches de Mac-Münn (2) qui augmentait l'intensité de coloration des urines par addition de permanganate de potassium ou par passage d'un courant de chlore gazeux — a vu se former, en réduisant l'urobiline par l'hydrogène naissant obtenu de la réaction de l'acide chlorhydrique sur l'étain, une substance incolore, « *urobiline réduite* » qui précipite par l'acétate de plomb. Toutefois, le précipité plombique ainsi formé, traité par les acides dilués pour éliminer le plomb (SO^4H^2 + n H^2O par exemple) ne restitue pas son « *urobiline réduite* » intacte ; sous l'influence de l'oxydation résultant de cette manipulation à l'air libre le pigment « latent » du précipité plombique, véritable « *urobilinogène* » se transforme en *urobiline pigmentaire* » qui colore les nouvelles solutions.

(1) Disqué. — Loc. cit., p. 259.

(2) Mac-Münn. — Outliness, p. 105.

Gautrelet (1) avait appelé l'attention sur ce fait en indiquant que pour obtenir de toute certitude la docimasie complète d'une *urobiline* urinaire, c'est-à-dire pour pouvoir baser une appréciation séméiologique certaine sur un dosage d'*urobiline* urinaire, il était de toute nécessité de ne procéder à ce dosage qu'après exposition de l'urine à l'air et à la lumière pendant au moins 24 heures après son émission.

Hénocque (2) a confirmé ce fait et a même dit avoir remarqué que l'exposition en plein soleil d'un liquide urinaire quelconque doublait sensiblement en deux heures sa réaction spectrale ; c'est-à-dire que si 6 centimètres d'épaisseur étaient nécessaires avec l'urine primitive pour apercevoir nettement la bande spectrale de l'*urobiline*, il ne fallait plus comme épaisseur de liquide qu'environ 3 centimètres avec l'urine insolée.

De cette indication il semblerait donc découler que l'*urobilinogène* urinaire atteindrait sensiblement la valeur primitive de l'*urobiline* ; autrement dit qu'à l'émission l'*urobiline* urinaire serait normalement divisée en deux parts à peu près égales de « *colorée* » et d' « *incolore* », d' « *active* » et d' « *inactive* » spectroscopiquement parlant, d' « *urobiline vraie* » et d' « *urobiline réduite* ».

Nous avons voulu nous assurer de cette proposition, et, dans ce but, avons, à maintes reprises, insolé tout d'abord des urines quelconques fraîchement émises et simplement filtrées, puis parties égales des mêmes urines de suite décolorées au noir animal.

Les résultats de nos recherches ont été les suivants :

1° Pour les urines brutes, c'est-à-dire simplement filtrées nous obtenions une augmentation moyenne de 90 p. 100 du chiffre docimasique primitif de l'*urobiline ;*

2° Pour les urines décolorées au noir l'augmentation moyenne se réduisait à 36 p. 100.

(1) E. GAUTRELET. — Essai de Spectroscopie biologique. Rev. mal. nut. 1897, p. 56.

(2) HÉNOCQUE. — Loc. cit., p. 47.

La différence entre ces deux résultats était telle que nous ne sûmes tout d'abord comment l'interpréter ?

Toutefois, ayant, lors de ces recherches, remarqué que les bandes d'absorption spectrale signalées par nous pour l'*uroérythrine* étaient presque éteintes par l'insolation, — pour les urines simplement filtrées — nous croyons pouvoir actuellement en déduire que l'augmentation de 90 p. 100 de la valeur de l'*urobiline* de l'urine directement insolée est un chiffre complexe comprenant les 36 p. 100 d'*urobilinogène* oxydé de la seconde opération, plus 54 p. 100 d'*urobiline* provenant de l'oxydation de l'un des autres pigments urinaires normaux : l'*uroérythrine* probablement puisque nous avons constaté que celle-ci avait à peu près entièrement disparu par l'insolation.

Et cette croyance nous semble, au point de vue mathématique, d'autant plus rationnelle que la somme du dernie rrapport (36 p. 100) donné autrefois par nous comme relation pondérale de l'*uroérythrine* avec celui de l'*urobiline* dans les urines normales (66 p. 100) se rapproche $\left(\frac{36}{100} + \frac{66}{100} = \frac{102}{100}\right)$ du chiffre $\left(\frac{100}{100}\right)$ indiqué par Hénocque comme nous l'avons dit précédemment ; en faisant toutefois cette remarque que dans le chiffre de 90 p. 100 que nous venons de donner comme résultat moyen de nos expériences personnelles en ce sens, la part de l'*uroérythrine* n'entre que pour $\frac{90\text{-}36}{100} = 54$ p. 100 ; fait en accord avec ce que nous avons constaté d'autre part que si les bandes spectrales de l'*uroérythrine* étaient ainsi atténuées, elles n'avaient pas cependant entièrement disparu ; fait qui montrerait encore que les pigments urinaires considérés comme normaux sont des corps réellement instables et que la diversité des préparations obtenues par les différents auteurs peut parfaitement tenir à des différences très-simples dans le mode manipulatoire.

Quoi qu'il en soit, les conditions expérimentales relatives à l'*urobiline* que nous venons de rappeler à propos de son *urobilinogène* nous semblent intéressantes par ce fait qu'elles précisent bien les indications d'exposition de l'urine à la lumière au préalable de son dosage urobilinique ; car ces conditions expérimentales contribueraient certainement à fausser les dosages respectifs des deux pigments : *urobiline* et *uroérythrine* dans les analyses d'urines si l'on y transportait le mode opératoire précité. Nous ne le recommanderons donc pas, mais nous préciserons et dirons que : c'est dans la pénombre, simplement à la lumière diffuse, que l'urine doit être conservée pendant environ 24 heures après son émission pour y préparer un dosage méthodique d'*urobiline*, c'est-à-dire un dosage comprenant et l'*urobiline* primitive et celle découlant de l'*urobilinogène*, sans toucher à l'*uroérythrine*.

Récemment Lefèvre (1) a repris cette étude de l'*urobilinogène*, et a réussi à extraire par le procédé de Jaffé de l' « *urobiline vraie* » d'urines qu'il avait au préalable décolorées par le noir animal.

Lefèvre (2) a même, par la méthode colorimérique, dosé l'*urobiline* découlant de l'*urobilinogène* et ainsi obtenue ; il a trouvé qu'elle était du quart, c'est-à-dire des $\frac{25}{100}$ de l'*urobiline totale* obtenue en agissant sur l'urine globale.

Or, si l'on veut bien remarquer que le procédé Jaffé — comme nous l'expliquerons plus loin — donne et l'*urobiline* pigmentaire primitive et l'*urobiline* secondaire de l'*urobilinogène*, et si l'on rapproche le chiffre de Lefèvre des nôtres en faisant le rapport de cette *urobiline d'origine urobilinogénique* avec celle primitive par soustraction du premier résultat du second (puisque le second comporte les deux réunis) ; $\frac{25}{100-25} = \frac{25}{75} = \frac{33}{100}$, on voit le chiffre être très-voisin du chiffre $\frac{36}{100}$ indiqué par nous comme valeur docimasique de l'*urobilogène* par rapport à l'*urobiline* toute formée dans l'urine à son émission et que nous avons obtenu par la méthode spectroscopique.

(1) Lefèvre. — Loc. cit., p. 12.
(2) Lefèvre. — Loc. cit., p. 32.

Dans les mêmes expériences, Lefèvre (1) a en outre constaté que « l'urine décolorée à l'acétate de plomb ne laissait jamais voir dans le spectre la bande caractéristique de l'*urobiline* quand on l'abandonnait à l'air même un grand nombre de jours », c'est-à-dire lorsqu'on la laissait se recolorer dans ces conditions comme cela se passe toujours : ce qui indique donc bien qu'à côté du principe, *urobilinonège*, précipitable par l'acétate de plomb existe un autre principe chromogène non précipitable par l'acétate de plomb et ne fournissant qu'un pigment sans valeur spectrale.

C'est de ce nouveau chromogène que nous allons nous occuper maintenant, après avoir noté — fait que nous avons réussi à contrôler — que Winter (2) avait réussi à isoler dernièrement l' « *urobilinogène* », et aussi que le principe coloré découlant du chromogène urinaire non précipitable par l'acétate de plomb finissait, par insolation, à donner les bandes spectrales et de l'*uroérythrine* tout d'abord, et postérieurement de l'*urobiline* contrairement aux indications de Lefèvre.

II

UROCHROMOGÈNE

Lorsqu'on sature de sulfate d'ammoniaque une urine normale primitivement décolorée par l'acétate de plomb, et dont l'excès de plomb a été éliminé par le sulfate de soude, puis qu'on a laissée exposée plus ou moins longtemps à l'air ou plus exactement à la lumière, — car ce n'est point par oxydation directe que la réaction se produit, — on constate que l'addition d'alcool à un tel mélange en sépare une nouvelle matière colorante, dont la solution est jaune clair de prime abord.

Si l'on évapore de suite la solution alcoolique ainsi obtenue de ce pigment, on constate que celui-ci se présente sous formes

(1) Lefèvre. — Loc. cit. p. 13.

(2) Winter. — Cité par Hénocque, loc. cit. p. 37.

de croûtes jaunes n'offrant aucun caractère spectroscopique ; c'est donc de l'*urochrome* et la liqueur primitive contenait un « *urochromogène.* »

Ce principe a d'ailleurs été isolé par Schmitt sous forme d'un liquide épais, visqueux, incolore primitivement, mais qui ne tarde pas à jaunir à l'air, enfin soluble dans l'alcool amylique qui l'enlève à l'urine traitée comme il a été dit précédemment.

L'*urochromogène* se différencie de l'*urobilinogène* par le fait de sa non-précipitation par l'acétate de plomb.

Si l'on opère comme nous l'avons dit plus haut, mais qu'au lieu d'évaporer immédiatement la solution amylique jaune du pigment ainsi décelé, on laisse cette solution exposée à l'air de nouveau, on constate tout d'abord qu'elle présente des caractères spectroscopiques nets — la différenciant du pigment du cas précédent — et qui ne sont autres que ceux signalés par nous pour l'*uroérythrine*, c'est-à-dire les deux bandes obscures u' du côté du rouge et u'' du côté du violet par rapport à D, faisant contraste avec cette raie D.

D'où nous croyons pouvoir conclure que l'*urochromogène* est également un « *uroérythrogène* » ou encore que l'*urochrome* n'est qu'un stade intermédiaire de la transformation de l'*urochromogène* en *uroérythrine*, ce qui expliquerait le fait constaté par nous encore que l'*urochrome* ne se rencontre que dans les urines fraîchement émises, que toutes les fois que nous avons voulu le rechercher dans les urines de 24 heures nous n'ayions pas obtenu, par l'action du sulfate d'ammoniaque et de l'alcool appliqués simultanément à cette réaction, la coloration jaune de la couche aqueuse signalée par Lefèvre (1).

« *Urochromogène* » serait ainsi synonyme d' « *uroérythrogène* », c'est-à-dire que l'*urochrome* ne serait qu'un produit transitoire de la coloration urinaire concourant seulement à la teinte des urines fraîchement émises, alors que contrairement les urines de 24 heures auraient pour principes colorants l'uro-

(1) Lefèvre. — Loc. cit., p. 10.

biline totale doublée presque de l'*uroérythrine*, fonction de l'*urochrome* primitif.

III

UROROSÉINOGÈNE

Rosin a retiré de l'urine des bovidés, qui en renferme de grandes proportions, une substance chromogène, précipitable par l'acétate de plomb et dont les solutions incolores se teintent assez rapidement en rose au contact de l'air par acidulation ou par action des éléments oxydants tels que l'eau de chlore ou une solution d'hypochlorite de calcium.

Rosin (1) admet que cette substance est le *chromogène de l'uroroséine,* est donc un « *uroroséinogène* ».

Nous avons pu personnellement constater le fait d'une façon très-élégante de la façon suivante :

Une urine est saturée de sulfate d'ammoniaque et additionnée d'alcool ; on agite vivement pour dissoudre l'*urobiline* dans le véhicule alcoolique, puis l'on ajoute au mélange 2 p. 100 environ de l'urine primitive d'acide sulfurique concentré. L'urine se sépare en deux couches ; l'une supérieure alcoolique contenant l'*urobiline* et l'*uroérythrine* est colorée en jaune rouge, l'autre inférieure aqueuse (solution acide du sulfate d'ammoniaque) colorée en rose-clair et spectroscopiquement active au même titre que l'*uroroséine* en solution amylique ainsi qu'il a été dit précédemment.

Il ne s'agit pas là d'indoxysulfate ou de skatoxysulfate de potassium, éléments indigogènes ou indirubinogènes, comme nous allons le voir, car l'acide chlorhydrique ne donne aucune réaction dans de semblables conditions et les raies observées ne sont pas celles de l'indigo.

Peut-être pourrait-on penser que ce chromogène est sinon identique avec l'*urobilinogène* — qui comme lui précipite avec l'acétate de plomb — du moins le comprend mêlé à l'*uroé-*

(1) Rosin. — Cité par Lefèvre, loc. cit., p. 12.

rythrogène puisque des deux raies obscures constatées l'une semble identique avec celle de l'*urobiline* et l'autre paraît celle donnée par Garrod (1) pour l'*uroérythrine?*

Nous nous arrèterions volontiers à cette idée ; mais si l'on accepte l'*uroroséine* comme entité pigmentaire spéciale, on est amené à conclure que c'est donc un chromogène spécial, l' « *uroroséinogène* » puisqu'il donne naissance à l'*uroroséine* dont nous verrons la valeur vraie un peu plus loin.

IV et V

INDIGOGÈNE ET INDIRUBINOGÈNE

Il n'est pas d'urine, aussi physiologique soit-elle, qui, précipitée par l'acétate de plomb, ne donne après filtration par son mélange avec l'acide chlorydrique bouillant, ou avec l'acide phospho-molybdique à froid, au bout d'un temps plus ou moins long, une coloration d'un violet tirant plus ou moins sur le bleu ou sur le rouge!

On admet, depuis les travaux de Rabuteau (2), comme ceux d'Amann (3), comme, encore, ceux de Petitpas (4), que cette coloration est due à un mélange, plus ou moins régulier, de deux variétés isomériques d'indigo : le bleu et le rouge formés aux dépens soit de l'*indoxysulfate*, soit du *skatoxysulfate de potassium* que contiennent, par résorbption intestinale, toutes les urines à doses plus ou moins élevées. Ces deux corps se manifestent réactionnellement en proportions inverses selon la température de l'attaque par les oxydants (Rodenbach) (5), et étant toujours accompagnés de principes secondaires, tels l'acide glycosurique (Schmiedeberg) (6).

(1) Garrod. — Loc. cit., p. 598.
(2) Rabuteau. — Indican. Soc. Biol., 17 juin 1875.
(3) Amann. — Loc. cit.
(4) Petitpas. — Loc. cit.
(5) Rodenbach. — Cité par Hugounenq, loc. cit.. p. 470.
(6) Schmiedeberg. — Cité par Hugounenq, loc. cit. p. 469

L'*indoxysulfate de potassium* est donc ainsi un véritable « *indigogène* », comme son congénère le *skatoxysulfate de potassium* est un réel « *indirubinogène* ».

VI

UROCYANINE

Et, nous le dirons de suite, c'est sous cette forme exclusivement que nous pouvons personnellement admettre et comprendre l'indican comme l'indirubine urinaires normales : l'indirubine ne préexiste pas, en effet, dans l'urine normale et elle n'est formée que par la réaction de recherche au même titre que l'indigo bleu ou encore l' « *urocyanine* » de Cotton (1) que nous considérons aussi n'être que de l'indican.

---

(1) Cotton. — Loc. cit.

CHAPITRE III

Préparation des principes indiqués comme colorants ou comme chromogènes de l'urine. Critique des procédés. Discussion des résultats.

PREMIER GROUPE

PRINCIPES COLORANTS

I

UROBILINE

Un nombre assez considérable de procédés ont été indiqués pour la préparation de l'*urobiline* ; nous ne pouvons les étudier tous ici, car cette étude dépasserait la limite du travail que nous nous sommes imposé : nous nous bornerons — ce qui en rendra d'ailleurs l'étude plus intéressante — à les grouper et discuter sous les cinq rubriques ci-après :

1° Séparation de l'*urobiline* par précipitation au moyen de l'acétate de plomb et reprise par l'alcool après acidification ;

2° Séparation de l'*urobiline* par l'éther après action de l'acide chlorydrique à chaud ;

3° Séparation de l'*urobiline* par le chloroforme après action de l'acide chlorhydrique à froid ;

4° Séparation de l'*urobiline* par le sulfate d'ammoniaque après action de l'acide sulfurique à froid ;

5° Séparation de l'*urobiline* par le sulfate d'ammoniaque sans acidification préalable ;

Qui comprennent l'ensemble complet des méthodes analytiques ayant été jusqu'ici proposées pour la préparation de l'*urobiline*.

A. — Préparation de l'urobiline par précipitation de l'urine par l'acétate de plomb, acidulation et reprise du précipité par l'alcool.

La méthode de Jaffé (1) consiste à déféquer l'urine par l'azotate de baryte — pour éliminer les sulfates et les phosphates par filtration ; — précipiter le filtratum par l'acétate de plomb, laver et sécher le précipité recueilli sur un filtre ; délayer ce résidu sec dans l'alcool bouillant ; décanter ; décomposer par l'alcool acidulé par l'acide sulfurique ; filtrer ; additionner d'ammoniaque le filtratum alcoolique ; filtrer de nouveau ; étendre d'eau et agiter avec du chloroforme ; celui-ci, séparé par une pipette ou un entonnoir à robinet, abandonne l'*urobiline* après évaporation.

a. Application du procédé Jaffé à l'urine de 24 heures :

Cette méthode, appliquée à plusieurs litres d'urine normale, recueillie pendant la période de 24 heures, et conservée pendant encore une journée entière — pour obtenir la totalité du pigment « *urobiline* », primitif et secondaire, c'est-à-dire dérivé de l'*urobilinogène* dans les conditions habituelles de l'examen spectroscopique direct, — nous a permis d'extraire une masse pigmentaire présentant les caractères suivants :

Solutions alcooliques brunes à l'état de forte concentration ; rouges et non pas rouge-jaunes par dilution avec l'eau ; à peine fluorescentes avec l'ammoniaque, fluorescentes avec ZnCl ammoniacal.

Solutions dans l'alcool amylique : rouge-rubis en état de concentration moyenne.

L'examen spectroscopique direct de la solution éthylique concentrée décelait une absorption très étendue du spectre,

(1) Jaffé. — Loc. cit.

c'est-à-dire allant du jaune-vert près de la raie D et à sa droite jusqu'à l'extrémité spectrale dans le même sens.

L'examen spectroscopique direct de la solution éthylique diluée donnait deux bandes :

1° L'une située très près de D et limitée entre $\lambda = 577$ et $\lambda = 555$; chiffres sensiblement les mêmes que ceux donnés par Lefèvre dans le même cas ($\lambda = 577$ — $\lambda = 552$) — raie du jaune-vert ;

2° L'autre, sous forme de nappe et située dans le vert et le bleu-vert, avait pour limites les chiffres $\lambda = 505$ et $\lambda = 480$: elle était « floue » sur sa partie orientée vers le violet ;

3° Par suite d'une faible absorption du spectre dans le même sens.

XVI 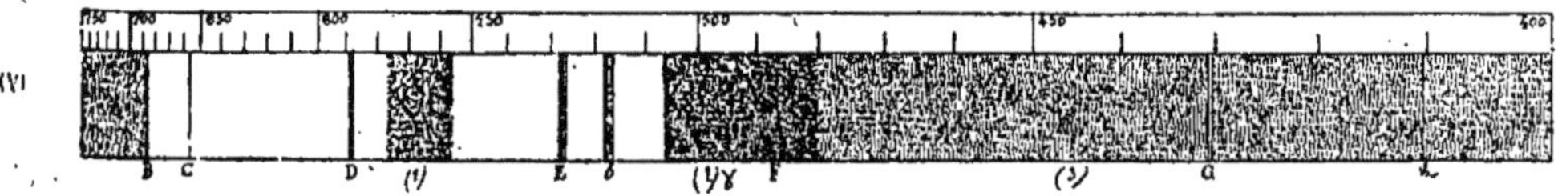

Fig. 18. Urobiline procédé Jaffé sur urine de 24 Heures

b. Application du procédé Jaffé à l'urine fraîchement émise :

La même méthode de Jaffé appliquée à un volume d'environ un litre d'urine émise au même moment par différentes personnes et groupée pour cet examen, nous a fourni un résidu pigmentaire que nous pouvons caractériser comme ci-après :

Solutions éthyliques : jaune-brunes plus ou moins foncées selon l'état de dilution et nettement fluorescentes aussi bien par addition d'ammoniaque seule que par adjonction de chlorure de zinc à ce réactif ;

Solutions amyliques : jaune-brunes comme les précédentes.

L'examen spectroscopique direct de la solution éthylique concentrée décelait une absorption spectrale analogue à celle du cas précédent.

L'examen spectroscopique direct de la solution alcoolique diluée n'offrait plus que :

1° La bande du vert-bleu, correspondant à la seconde du cas précité et identique comme position ;

2° De même on constatait l'extinction partielle de la partie du spectre à partir de cette bande vers le violet.

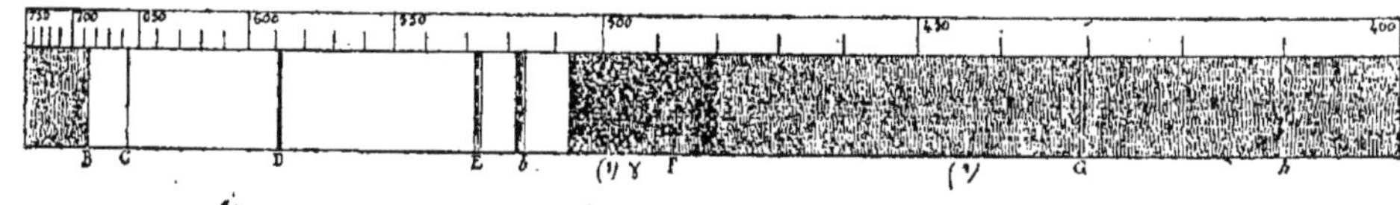

Fig. 19. Urobiline procédé Jaffé sur urine fraîchement émise

Les deux opérations dont nous venons de parler furent identiques comme manipulation, répétons-le ; elles n'ont différé que par les types d'urines employées : urine de 24 heures conservée encore pendant 24 heures dans le premier cas, urines fraichement émises dans le second.

Voyons ce qui peut tout d'abord expliquer la différence de nos résultats avec le type spectroscopique normal de l'*urobiline*, puis ce qui peut être, pour chacune d'elles, cause de sa différenciation spectrale avec le même type spectroscopique normal de l'*urobiline* ?

α. — Les deux, ou plus exactement les quatre examens spectroscopiques précédents offrent deux caractéristiques communes :

1° Absorption totale de la partie du spectre dirigée vers le violet à partir du vert-jaune pour les solutions concentrées ;

2° Absorption partielle ou plutôt atténuation dans la coloration spectrale à partir du bleu dans le sens du violet pour les solutions concentrées.

Or, si l'on se reporte à ce que nous avons dit plus haut des caractères spectroscopiques de l'*uromélanine*, on remarquera que le premier de ces faits s'y rapporte parfaitement en supposant — ce qui doit être pour le cas présent où l'on ne préparait pas de l'*uromélanine*, mais bien de l'*urobiline*, — qu'une quantité faible seulement d'*uromélanine* se trouve formée concomitamment à l'*urobiline*.

Quant au second fait précité, nous nous demandons si on ne pourrait pas l'interpréter comme la simple conséquence d'une dilution supérieure du liquide ayant servi à l'examen précédent?

Simple dilution ayant amené ce pigment à un point tel de faiblesse de réactions spectroscopiques que l'on n'en saisirait pour ainsi dire plus que les ultimes manifestations.

Et ce qui nous semble devoir confirmer cette manière de voir, c'est la teinte brune des solutions alcooliques obtenues dans les deux cas : cette teinte brune nous paraissant ne pouvoir relever que du pigment *uromélanine* !

Quant à l'interprétation de la cause d'introduction d'une partie minime d'*uromélanine* dans la préparation de l'*urobiline* par la méthode de Jaffé, aussi bien dans l'emploi d'une urine fraîchement émise que dans celui d'une urine de date relativement ancienne, nous chercherons à l'expliquer à la fin de cette étude critique de la préparation de l'*urobiline* ; nous aurons alors en mains tous les éléments d'appréciation de la méthode, mais nous pouvons cependant, pensons-nous encore, dire qu'elle est liée à la réaction d'un acide fort (acide sulfurique) sur le pigment primitif *urobiline* ou sur son *chromogène*.

β. Les examens spectroscopiques opérés sur les liqueurs diluées des deux opérations précédentes offrent une distinction nette : celle de la première bande (bande du jaune-vert) supplémentaire pour cette liqueur de l'absorption spectrale de sa congénère portant sur l'urine fraîche.

Nous ne pouvons donner pour le moment une explication réelle de cette bande supplémentaire, nous essaierons d'y procéder à la partie de ce travail qui traitera de l'*uroérythrine* et de l'*uroroséine*. Les seules remarques que nous voulions faire pour l'instant sont les suivantes : l'acétate de plomb précipite aussi bien l'*uroérythrine* et l'*uroroséinogène* que l'*urobiline ;* les urines fraîches ne contiennent sensiblement pas ni d'*uroérythrine* ni *d'uroroséinogène*.

Quoiqu'il en soit, nous croyons pouvoir, dores et déjà, conclure que le procédé de Jaffé pour l'extraction de l'*urobiline* urinaire appliqué aux urines considérées comme normales : de 24 heures ou même fraîchement émises, n'est point un procédé certain de préparation de l'*urobiline* pure — physiquement comme chimiquement parlant — puisqu'il ne donne que des produits différant spectroscopiquement de l'*urobiline normale* puisqu'il ne conduit qu'à des produits ne présentant pas les réactions ordinaires de l'*urobiline classique*.

Et ce que nous venons dire du procédé d'extraction de l'*urobiline* imaginé par Jaffé se rapporte également à celui de Binet (1), qui n'est en somme qu'une simplification du mode préparatoire initial par suppression de l'isolement préalable des sulfates et des chlorures de l'urine au moyen de l'azotate de baryte.

B. — Préparation de l'urobiline par l'acide chlorhydrique a chaud et l'éther

Grimbert (2), qui, le premier, a indiqué ce procédé, recommande d'additionner l'urine de son volume d'acide chlorhydrique pur et fumant, puis de chauffer le mélange jusqu'à approche de l'ébullition. Après refroidissement on agite le liquide avec de l'éther qui prend une teinte brun-rouge présentant une vive fluorescence verte.

L'évaporation de l'éther fournit une masse résinoïde, soluble dans le chloroforme avec fluorescence, soluble dans l'alcool, la glycérine et l'acétone sans fluorescence, enfin très peu soluble dans l'eau.

Sonnié-Moret (3) a légèrement modifié ce procédé en recommandant de n'ajouter à l'urine que la moitié ou le tiers de son volume d'acide chlorhydrique tout en conservant l'action de la chaleur.

a. Application du procédé Grimbert à l'urine de 24 heures :

L'application du procédé Grimbert-Sonnié-Moret à l'urine de 24 heures nous a donné les résultats spectroscopiques suivants :

Les solutions alcooliques d'*urobiline* montrent à l'examen

(1) Binet. — Dosage de l'urobiline. Cité par Hugounenq, loc. cit., p. 466.

(2) Grimbert. — Dosage de l'urobiline. Journal de pharmacie et de chimie, 1888, t. XVIII, 481.

(3) Sonnié-Moret. — Eléments d'analyse médicale appliquée aux recherches cliniques. Soc. édit. scient. Paris, 1897, p. 93.

spectroscopique direct portant sur des liqueurs concentrées : une absorption spectrale allant de $\lambda = 570$ à l'extrémité du spectre solaire dirigée sur le violet.

Les mêmes solutions alcooliques étendues n'offraient :

1° Qu'une seule bande allant de $\lambda = 485$ à $\lambda = 505$;

2° Mais cette bande était, dès sa limite du côté du violet, estompée par une pénombre s'étendant jusqu'à l'extrême limite du spectre en ce sens.

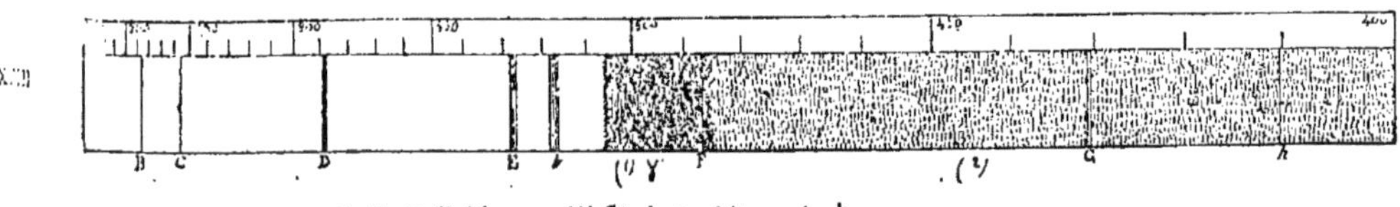

Fig. 20 — Urobiline procédé Grimbert solutions alcooliques

b Application du procédé Grimbert à l'urine fraîchement émise :

Résultats identiques aux précédents.

Conclusions : l'*urobiline* préparée par le procédé Grimbert semble, comme celle préparée par le procédé Jaffé, souillée d'*urométanine ;* mais avec le procédé Grimbert ce dernier pigment paraît plus accusé encore qu'avec le procédé Jaffé. En effet, soit pour l'urine de 24 heures, soit pour l'urine fraîchement émise, nous n'avons, à l'examen spectroscopique, observé de raie analogue à celle du jaune-vert précédemment décrite pour le procédé Jaffé avec l'urine de 24 heures ; le procédé Grimbert altérerait donc surtout l'*uroérythrine* et l'*uroroséinogène* qu'il transformerait en *urométanine ;* il altérerait aussi l'*indigogène* et l'*indirubinogène* puisque nous n'avons pas non plus retrouvé les bandes spectrales caractéristiques de l'*indigo* qui aurait dû se former dans ces conditions manipulatoires ainsi qu'on le verra plus loin.

C. — Préparation de l'urobiline par l'acide chlorhydrique à froid et le chloroforme

Ce procédé qui a été donné pour la première fois par Cordier, et dont nous avons nous-même indiqué une variante, consiste : à introduire dans une éprouvette graduée et bouchée à l'émeri un volume de 100 centimètres cubes d'urine ; on ajoute V gouttes d'acide chlorhydrique pur, puis 20 cc. de chloroforme. En mélangeant simplement les liquides par une agitation douce — consistant en une série de renversements de l'éprouvette — pendant un temps assez long (vingt minutes par exemple), on assure la dissolution de l'*urobiline* dans le chloroforme.

On laisse déposer le mélange ; on sépare le chloroforme au moyen d'une pipette ; on filtre le chloroforme ; on l'évapore au bain-marie ; et enfin on reprend la masse résinoïde résultant de l'évaporation par 20 centimètres cubes d'alcool absolu ; une dernière filtration fournit une solution claire d'*urobiline*.

Cordier ayant lui-même remarqué : d'une part, que l'*urobiline* urinaire était loin d'être épuisée par la masse de chloroforme qu'il employait ; d'autre part, que la quantité d'urine sur laquelle il opérait était insuffisante pour un bon résultat pratique quand le pourcentage de l'*urobiline* était faible, nous avons, de concert avec cet auteur, modifié ainsi qu'il suit son mode opératoire primitif.

Opérer sur 200 cc. d'urine additionnée de X gouttes d'acide chlorhydrique pur ; ajouter, en deux fractions successives 60 cc. de chloroforme.

Agiter pendant deux fois vingt minutes ; filtrer ; faire évaporer comme précédemment et reprendre par 100 cc. d'alcool absolu.

Avec l'un ou l'autre de ces modes manipulatoires, on obtient une masse d'aspect résineux, rouge-brune, dont les solutions alcooliques sont dichroïques ; rougeâtres par réfraction, vertes par réflexion, qui en tous cas sont très-fluorescentes.

a Application du procédé Cordier à l'urine de 24 heures :

L'examen spectroscopique des liquides préparés par le procédé Cordier-Gautrelet nous a donné d'une façon constante les résultats ci-après (sous toutes épaisseurs suffisantes) :

Avec les solutions alcooliques acides :

1° Bande étroite sise dans le jaune-vert, près de D, avec longueurs d'onde comprises entre $\lambda = 577$ et $\lambda = 555$;

2° Large nappe, située entre *b* et F, c'est-à-dire comprise dans le vert et le vert-bleu, de $\lambda = 488$ à $\lambda = 512$.

XIX

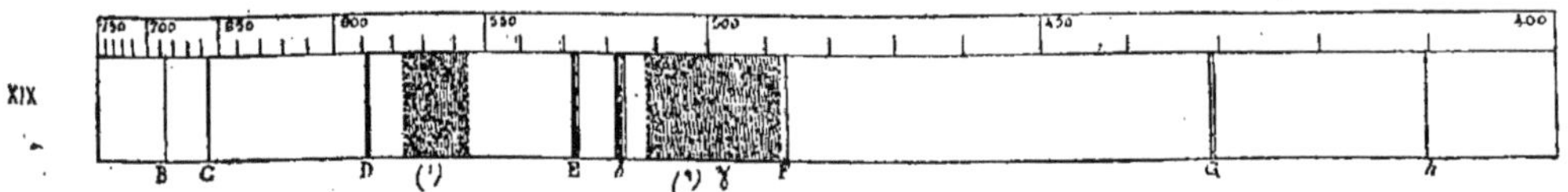

Fig. 21. Urobiline procédé Cordier sur urine de 24 heures (acide)

Par addition d'ammoniaque disparition des deux bandes spectrales.

Par addition de chlorure de zinc à la solution alcalinisée déjà par l'ammoniaque, réapparition d'une bande, sise plus près du rouge que la nappe précédente, de largeur sensiblement égale, mais comprise entre $\lambda = 555$ et $\lambda = 510$.

XX

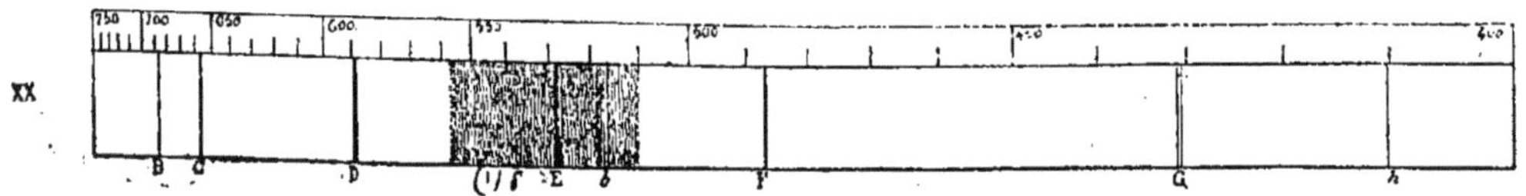

Fig. 22. Urobiline procédé Cordier sur urine de 24 heures (Az H⁴O + Zn Cl.)

b Application du procédé Cordier à l'urine fraîchement émise.

Mêmes résultats qu'en « *a* » ; mais accentuation de la bande voisine de D, qui est beaucoup plus obscure que précédemment.

Nous concluerons donc :

1° Que le procédé Cordier semble extraire de l'urine de 24 heures, outre l'*urobiline*, un autre pigment secondaire qui offre la raie indiquée comme caractéristique de l'*uroroséine*, qui, en tous cas, n'est pas l'*uromélanine* ;

2° Que le procédé Cordier semble, dans les urines fraîchement émises, qui d'ordinaire ne contiennent que des traces du *chromogène de l'uroroséine*, y accentuer la présence de ce pigment relativement même à l'*urobiline* préformée, donc qu'il agirait sur les chromogènes urinaires généraux pour en développer tout d'abord de l'*ururoséinogène,* puis de l'*ururoséine* elle-même.

D. — Préparation de l'urobiline par le sulfate d'ammoniaque après action de l'acide sulfurique a froid

Méhu (1) a donné une méthode générale d'extraction des pigments d'origine animale qui permet, sans l'emploi de la chaleur, mais toujours à l'aide d'un réactif énergique, l'acide sulfurique, d'extraire très-rapidement et, pensait-il, sans leur faire subir d'altération, la plupart des pigments solubles dans l'eau, l'urobiline en particulier.

Pour obtenir ce dernier résultat, Méhu, après avoir légèrement acidulé l'urine par l'acide sulfurique, la sursature de sulfate d'ammoniaque. Le pigment, après une agitation convenable du liquide, se sépare, et on peut le recueillir sur un filtre. En traitant le résidu par de l'alcool fort, on enlève l'*urobiline*, tandis que le sulfate d'ammoniaque est insoluble dans ce véhicule.

Au point de vue physique, l'*urobiline* retirée de l'urine par le procédé Méhu ne diffère pas sensiblement de celle que donne le procédé Jaffé.

a Application du procédé Méhu à l'urine de 24 heures.

L'examen spectroscopique des solutions alcooliques du pigment extrait de l'urine de 24 heures par le procédé Méhu, présente les caractères ci-dessous :

Solutions concentrées : absorption de tout le spectre dans sa partie droite à partir du jaune-vert, comme avec le produit analogue dû au procédé Jaffé.

Solutions étendues : bande double :

1° L'une située près de D, du côté du violet, entre $\lambda = 575$ et $\lambda = 556$;

(1) Méhu. — Journal de pharmacie, août 1878, p. 159.

2° L'autre comprise après *b* du côté du violet, de $\lambda = 508$ à $\lambda = 482$.

3° Avec chevauchement sur F et « flou » du spectre à partir de la limite de cette seconde bande du côté du violet jusqu'à son extrémité dans le même sens.

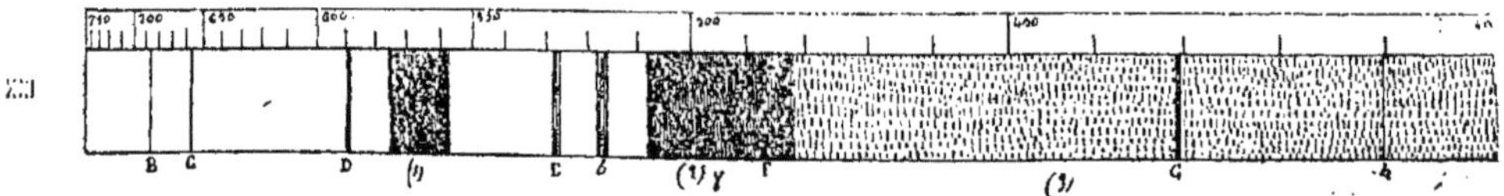

Fig. 23. Urobiline procédé Méhu sur urine de 24 heures.

b. Application du procédé Méhu à l'urine fraîchement émise.

L'étude spectrale des solutions alcooliques du pigment provenant de telles préparations, a donné :

En solutions concentrées : la même absorption que précédemment.

En solutions étendues : exactement les deux mêmes raies et le même « flou » qu'avec l'urine de 24 heures.

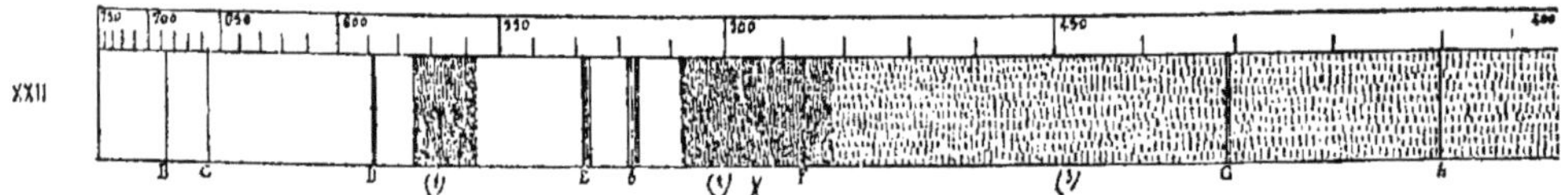

Fig. 24. Urobiline procédé Méhu sur urine fraîchement émise

Il nous semble donc possible de déduire de ces expériences que les résultats du procédé Méhu, suivi strictement, sont identiques à ceux du procédé Jaffé au point de vue de la spectroscopie du pigment obtenu ; c'est-à-dire que l'*urobiline* obtenue par le procédé Méhu est également souillée d'*urométanine* et d'*uroroséine*, soit en opérant sur un mélange de 24 heures ayant eu le contact de la lumière, soit en utilisant de l'urine fraîchement émise.

Conclusions : le procédé Méhu semble altérer partiellement les pigments urinaires normaux en formant de faibles proportions d'*urométanine* ; il agirait aussi sur les chromogènes généraux en mettant en liberté de l'*uroroséinogène* et ultérieurement de l'*uroroséine*.

E. — Préparation de l'urobiline par action du sulfate d'ammoniaque a froid et sans acidulation préalable

Lefèvre (1), qui a fait des procédés Jaffé et Méhu d'extraction de l'*urobiline* urinaire (normale et pathologique) une très remarquable étude critique, avait reconnu :

1° Qu'une urine, décolorée au noir animal et filtrée, prenait, en présence de l'acide sulfurique, une teinte rose plus ou moins foncée dont le pigment était séparable par addition de sulfate d'ammoniaque à saturation ; et comme ce pigment rose (qu'il rattache à l'*uroroséine*) lui donnait la même bande spectroscopique supplémentaire de l'*urobiline* que nous avons signalée pour les deux procédés Jaffé et Méhu dans le jaune-vert à droite de D, il en avait conclu à la nécessité de supprimer l'acidulation dans la mise en pratique dans le procédé Méhu ;

2° Que toute urine un peu ancienne, c'est-à-dire traitée par le procédé Méhu sans acidulation un peu de temps après son émission, décelait la dite même bande ; d'où il avait crû devoir recommander d'employer pour la préparation de l'*urobiline pure* de l'urine fraîchement émise.

On comprend ainsi, de suite, le mécanisme de son procédé : saturation de l'urine fraîchement émise et simplement, rapidement filtrée par du sulfate d'ammoniaque ; agitation ; déversement de la masse sur un filtre ; sur lequel on lave le pigment de couleur de « rouille » restant au sulfate d'ammoniaque en solution saturée ; essorage du précipité ; et finalement traitement par l'alcool à 95° qui s'empare de la matière colorante ; et qui la laisse facilement se sédimenter par évaporation à basse température.

On obtient ainsi un principe colorant dont les solutions donnent les réactions spectroscopiques ci-après, d'après Lefèvre, réactions spectroscopiques que nous avons d'ailleurs contrôlées et trouvées parfaitement identiques à l'exposé qu'en a fait cet auteur :

(1) Lefèvre. — Loc. cit, p, 9 à 16.

1° Solution alcoolique acide, rouge ou rosée (selon le degré de concentration, non fluorescente, avec bande d'absorption unique γ comprise entre $\lambda = 504$ et $\lambda = 477$;

XXIII

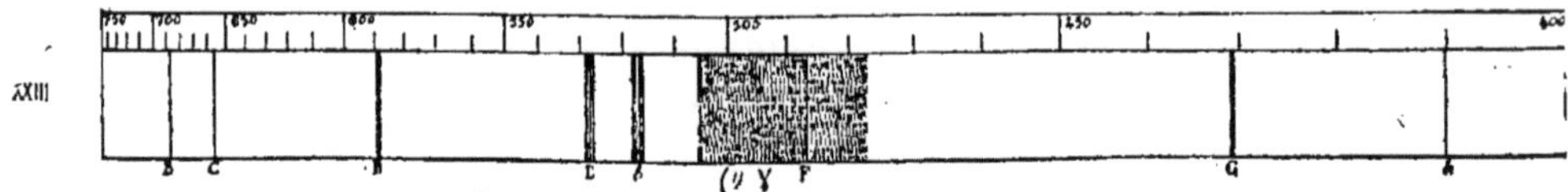

Fig. 25. Urobiline procédé Lefèvre solution acide

2° Solution ammoniacale jaune tirant sur le vert, avec fluorescence verte, sans action spectrale ;

3° Solution ammoniacale chloruro-zincique, de couleur rose-tendre, avec fluorescence verte et bande δ comprise entre $\lambda = 552$ et $\lambda = 507$.

XXIV

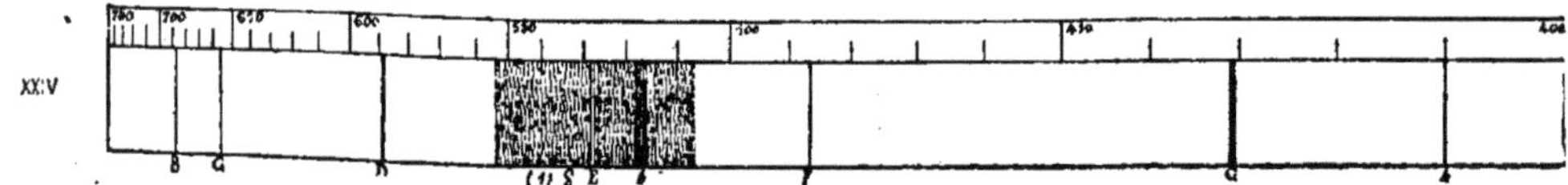

Fig. 26. Urobiline procédé Lefèvre (AzH³O + ZnCl)

Ce procédé, qui nous semble le dernier mot de la préparation de l'*urobiline urinaire* lorsque ce pigment est un peu accentué dans le liquide dont on doit l'extraire, comme dans les urines hémaphéiques — où Lefèvre (1) conseille d'aller le chercher de préférence puisqu'il admet comme nous, on le verra plus loin, l'*identité de toute urobiline* urinaire, physiologique comme pathologique, l' « *unicité* », si l'on veut, de l'*urobiline vraie* — a un assez gros défaut quand on manipule des urines soit normales soit d'une teneur relativement encore plus faible en *urobiline.*

Nous avons, en effet, remarqué que lors du lavage du précipité sur le filtre au moyen de la solution saturée de sulfate d'ammoniaque, il y avait toujours entraînement partiel de l'*urobiline* et la preuve en est que le liquide légèrement teinté en jaune qui s'écoule du filtre donne par addition d'alcool fort une solution jaune (à caractères spectroscopiques nets de

(1) LEFÈVRE. — Loc. cit., p. 16.

l'*urobiline*) qui surnage d'abondants cristaux de sulfate d'ammoniaque ; celui-ci ayant été précipité par l'addition d'alcool à la solution aqueuse saturée.

Nous avons donc pensé qu'un procédé simple et sûr pour l'extraction de l'*urobiline* de toute urine serait une modification du procédé Lefèvre ainsi comprise :

Sursaturer dans une éprouvette graduée et bouchée à l'émeri un volume quelconque d'urine — fraîchement émise et filtrée rapidement — au moyen de son poids de sulfate d'ammoniaque. Ajouter moitié en alcool à 92° du volume ainsi formé. Agiter vivement jusqu'à émulsion complète de toute la masse. Laisser déposer. Au bout de peu de temps, l'alcool surnage la solution aqueuse sulfato-ammoniacale, et l'on s'aperçoit qu'il présente une teinte jaune-rouge plus ou moins accusée. En décantant cet alcool au moyen d'une pipette, on n'a qu'à le filtrer et à l'évaporer à basse température pour obtenir une *urobiline* présentant tous les caractères, physiques et spectroscopiques, de celle de Lefèvre.

Ce procédé très rapide est également employable pour l'urine de 24 heures ; mais, comme celle-ci contient toujours plus ou moins d'*uroérythrine*, il est nécessaire de procéder à son élimination pour obtenir une urobiline n'offrant que la raie γ caractéristique de sa pureté. Dans ce but, le résidu pigmentaire est redissous dans l'éther, en ayant soin de maintenir, par de la glace, ce liquide à basse température ; comme, dans ces conditions, ce véhicule ne peut dissoudre l'*uroérythrine*, celle-ci reste donc dans le cristallisoir sous forme d'une poudre jaune-rouge, dont on assure la séparation complète par filtration. Une dernière évaporation de l'éther à la température ambiante livre une *urobiline* aussi pure que celle obtenue avec l'urine fraîchement émise.

La modification que nous avons apportée au procédé Lefèvre de préparation de l'urobiline en généralise donc l'emploi.

Remarquer qu'une petite différence existe dans les liquides résiduaires (sulfato-ammoniacaux) de notre procédé de préparation de l'*urobiline*, selon que la manipulation a porté soit sur de l'urine fraîchement émise, soit sur de l'urine des 24 heures ou employée non immédiatement à l'émission ; dans le premier cas, le liquide que surnage la solution alcoolique d'*urobiline* est légèrement coloré en jaune (urochrome) ; dans le second cas, il est incolore.

Pour mémoire, nous noterons ici les deux procédés de recherche de l'urobiline signalés par Salkowsky et Studenski.

Le premier (1) consiste à agiter l'urine avec moitié de son volume d'éther pur, c'est-à-dire d'éther ne contenant ni alcool acide.

Le second (2) a pour base la réaction sur l'urine d'un dixième de son volume d'une solution saturée de sulfate de cuivre et la reprise du pigment par le chloroforme.

Nous retrouverons la discussion du dernier de ces procédés à la méthode de Bogomoloff, pour le dosage de l'urobiline.

Quant au premier, nous n'en disons que ceci : qu'il est insuffisant. La solubilité de l'urobiline dans l'urine étant compensée par celle du même pigment dans le milieu acidulé que représente toute urine normale.

II

UROCHROME

Trois procédés ont été, jusqu'ici, à notre connaissance, indiqués par les différents auteurs pour la préparation de l'*urochrome* ; nous pouvons en donner un quatrième, personnel, mais, auparavant, disons sur quelles bases ils reposent les uns et les autres :

1° Séparation par l'acétate de plomb et l'acool acidulé ;

2° Séparation par le chloroforme et l'alcool acidulé ;

3° Séparation par l'acétate de plomb ammoniacal et l'acétate mercurique ;

4° Séparation par le sulfate d'ammoniaque, l'alcool et l'éther, sans acidulation.

(1) SALKONSKY. — Cité par Hénocque, loc. cit., p. 16.

(2) STUDENSKI. — Cité par Hénocque, loc. cit., p. 17.

A. — Préparation de l'urochrome par l'acétate de plomb et l'acide sulfurique alcoolisé

(1) Lefèvre, terminant son étude critique du procédé Jaffé pour l'extraction de l'*urobiline*, dit :

« On doit se demander ce que renferment les eaux-mères légèrement alcooliques du traitement au chloroforme ?

« Elles renferment les corps organiques de l'urine précipités par l'acétate de plomb et solubles dans l'eau et l'alcool, mais insolubles dans le chloroforme ; elles renferment, en outre, une petite quantité de pigment puisqu'elles sont colorées.

« Or, si on sature cette liqueur alcoolique de sulfate d'ammoniaque, il ne tarde pas à se séparer deux couches, l'une alcoolique colorée en rouge, l'autre aqueuse présentant la coloration jaune de l'urine. La couche alcoolique donne nettement les réactions de l'*urobiline*, l'examen spectral y décelant les bandes γ et δ.

« Quant à la couche aqueuse, elle ne renferme aucune trace d'*urobiline* après filtration. Sa couleur jaune tient à la présence du pigment jaune de l'urine, l'*urochrome* de Thudichum.

« C'est ce que nous allons faire voir.

« En effet, si, après avoir neutralisé la liqueur par l'ammoniaque et précipité par le nitrate de baryte, on ajoute du sous-acétate de plomb, le liquide est complètement décoloré après filtration. Ce précipité plombique lavé à l'eau, cède à l'alcool acidulé par l'acide sulfurique une matière jaune n'ayant aucune action sur le spectre. La solution alcoolique saturée par l'ammoniaque et filtrée, abandonne par évaporation une masse jaune-citron soluble dans l'eau qu'elle colore en jaune clair. »

B. — Préparation de l'urochrome par le chloroforme et l'alcool acidulé

Lefèvre continue ainsi qu'il suit :

« Ces diverses réactions n'établissent pas cependant d'une manière irréfutable que le pigment jaune que nous venons

(1) Lefèvre. — Loc. cit., p. 10.

de retirer de la manipulation de Jaffé est celui de l'urine normale. Il pourrait bien arriver que ce pigment provienne d'une altération des pigments naturels, altération se produisant pendant le traitement à l'alcool acidulé, et que le véritable pigment jaune de l'urine reste en dissolution dans le chloroforme.

« L'expérience suivante nous parait trancher nettement cette question :

« De l'urine normale, acidulée par l'acide sulfurique, est additionnée d'un mélange d'eau, d'alcool et de chloroforme, de façon à réaliser les conditions de la méthode de Jaffé. Le chloroforme décanté ne renferme que sensiblement de pigment. La liqueur surnageante, étant saturée de sulfate d'ammoniaque, se sépare en deux couches, comme il a été dit plus haut ; la couche inférieure est colorée en jaune, tandis que la liqueur alcoolique est absolument incolore. »

Lefèvre indique donc deux procédés, ou plus exactement montre deux manières nouvelles d'obtenir l'*urochrome*.

Nous les avons essayées l'une et l'autre et les avons trouvées pratiquement réalisables. Mais nous ferons cependant deux observations à propos du dernier mode manipulatoire.

1° Lefèvre dit que « le chloroforme décanté ne renferme sensiblement pas de pigment » : c'est une erreur ! Par évaporation, le chloroforme laisse de l'urobiline comme avec le procédé Cordier ; en petite quantité il est vrai si l'on opère avec de l'urine fraîchement émise, puisque l'*urobilinogène* n'a pas encore donné sa quote-part de pigment.

2° Pour obtenir ainsi l'*urochrome*, il faut précisément — ce qu'oublie de dire Lefèvre (1) — opérer sur une urine fraîchement émise : autrement celui-ci se serait déjà transformé en *uroérythrine*, comme on le verra plus loin, et la solution sulfato-ammoniacale resterait incolore.

(1) Lefèvre. — Loc. cit., p. 10.

C. — Préparation de l'urochrome par l'acétate de plomb ammoniacal et l'acétate mercurique

Schmitt (1) donne pour la préparation de l'*urochrome* le procédé compliqué ci-après :

L'urine est additionnée d'acétate de baryte, puis d'hydrate de baryte jusqu'à alcalescence nette. Après un contact de 24 heures, filtration. Le filtratum, additionné d'acétate de plomb ammoniacal, fournit un précipité qui est recueilli sur un filtre, lavé et trituré dans un mortier avec de l'acide sulfurique étendu. Nouvelle filtration, et neutralisation de l'acidité du filtratum par le carbonate de baryte ; séparation du précipité par refiltration ; et mise en liberté de l'*urochrome* dans la liqueur par le passage d'un courant d'acide carbonique, c'est-à-dire après élimination de l'excès de baryte.

La solution obtenue claire par filtration est colorée en jaune, et on y purifie l'*urochrome* en le précipitant par l'acétate mercurique, filtrant et décomposant le résidu, maintenu en suspension dans l'eau, au moyen de l'acide sulfydrique. Le sulfure de mercure ainsi formé est éliminé par un dernier filtrat, tandis que du filtratum l'*urochrome* se dépose par évaporation.

D. — Préparation de l'urochrome par le sulfate d'ammoniaque, l'alcool et l'éther, sans acidulation

A notre sens personnel, le moyen le plus simple de préparer de l'*urochrome* est le suivant :

Prendre de l'urine fraîchement émise et rapidement filtrée ; la saturer avec son poids de sulfate d'ammoniaque, comme nous avons indiqué de le faire pour la préparation de l'*urobiline*, dans une éprouvette graduée et bouchée à l'émeri ; ajouter moitié en alcool à 92° du volume ainsi obtenu ; agiter vivement pour émulsionner le liquide et laisser reposer.

(1) Schmitt. — Loc. cit., p. 17.

La masse se sépare bientôt en deux couches : l'une supérieure, alcoolique, rouge-jaunâtre contenant l'*urobiline* pure, l'a-t-on déjà vu ; l'autre inférieure formée d'une solution saturée de sulfate d'ammoniaque colorée faiblement en jaune par de l'*urochrome.*

Si l'on sépare par décantation à la pipette ou au moyen d'un entonnoir à robinet les deux couches pigmentées, et que l'on agite l'inférieure avec de l'éther ; celle-ci cède facilement à l'éther son pigment, qui est rapidement obtenu pur par évaporation du véhicule à la température ambiante.

Les quantités d'*urochrome* ainsi obtenues sont toujours faibles, n'hésitons pas à le dire, et surtout elles sont très-variables comme proportions même en l'état de santé absolu.

D'autre part, toutes les fois que l'on opère sur l'urine de 24 heures, la couche sulfato-ammoniacale inférieure de l'opération précédente est incolore.

Il semblerait donc que l'*urochrome* ne soit dans l'urine qu'un pigment de transition, puisque d'un côté il est issu d'un chromogène bien défini, et que de l'autre sa transformation rapide en *uroérythrine* — forme de remplacement sous laquelle on trouve un pigment complémentaire dans l'urine de 24 heures — à la lumière comme par les oxydants tels que le chlore, ne permet plus au-delà de peu de distance de l'émission, de retrouver dans le liquide urinaire l'*urochrome* sous sa forme personnelle.

Il semblerait donc encore que ce corps ne jouit que d'une stabilité relative, ce qui expliquerait les différences de réaction chimiques constatées par nous dans l'étude que nous avons faite des produits de ses diverses préparations précitées.

III

UROSPECTRINE

Se basant sur les modifications de coloration et de réactions spéciales que la lumière apporte aux urines, Saillet (1), dans le

(1) Saillet. — Cité par Hénocque, loc. cit., p. 48.

but d'éviter l'altération des chromogènes par la lumière diffuse, opère la recherche des pigments urinaires dès l'émission du liquide et à la lumière rouge seulement, c'est-à-dire dans une chambre noire, « photographique ».

Prenant de préférence l'urine du matin, de façon à ce qu'elle soit plus concentrée, Saillet lui ajoute X gouttes d'acide acétique cristallisable par chaque 100 cc., et l'agite avec son volume d'éther acétique. Celui-ci a ainsi enlevé à l'urine les *pigments rouges*, l'*indican*, *divers chromogènes* et enfin l'*urospectrine*.

Pour isoler ce dernier corps, on fait évaporer l'éther à l'air ambiant, — toujours dans la lumière rouge, — et on reprend la masse extractive par de l'acide chlorhydrique très dilué (à 5 p. 100 seulement). En saturant par l'ammoniaque la solution rouge-mauve ainsi obtenue, acidulant par l'acide acétique et agitant de nouveau avec l'éther, on arrive à une solution de laquelle l'eau aiguisée par l'acide chlorhydrique extrait toute l'*urospectrine*. Si l'on neutralise alors une dernière fois par l'ammoniaque, on voit se former un dépôt d'*urospectrine*.

La quantité de pigment ainsi obtenue par Saillet est des plus faible ; d'après cet auteur, elle ne dépasserait pas 11 milligrammes en 24 heures.

Nous n'avons jamais pu, personnellement, en suivant les prescriptions exactes de Saillet, arriver au terme de ses manipulations et obtenir quoi que ce soit comme résidu pigmentaire.

Nous n'avons réussi qu'à préparer la première partie de sa donnée de recherche de l'*urospectrine*, c'est-à-dire la première solution chlorhydrique qui, examinée au spectroscope, nous a donné les résultats ci-dessous :

A. — En solution acide, quatre bandes :

1° L'une sombre, étroite, sise du côté du rouge très près de D, entre $\lambda = 600$ et $\lambda = 592$;

2° La seconde, moins foncée de teinte, placée du côté opposé de D, entre $\lambda = 578$ et $\lambda = 568$;

3° La troisième, plus large et plus obscure que les deux précédentes, couvrant E, entre λ = 543 et λ = 522 ;

4° La dernière, enfin, sous forme de nappe, voisine de *b* du côté du violet et recouvrant F, avec les limites de λ = 510 à λ = 485.

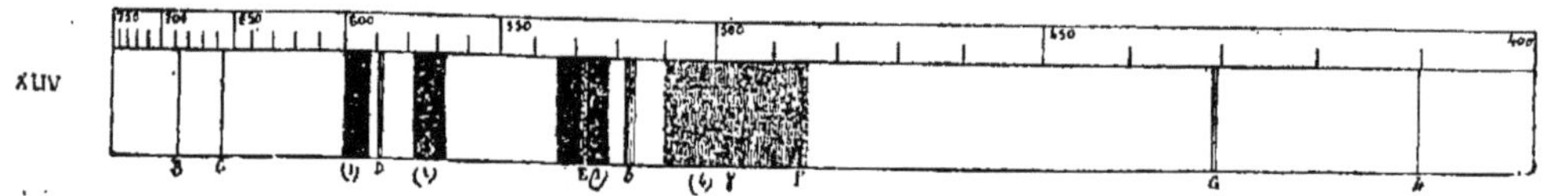

Fig. 27 Urospectrine procédé Saillet (Solution acide)

B. — En solution alcaline, six bandes :

1° La première très-rapprochée de C, du côté du violet, étroite mais très-obscure, a pour limites λ = 650 et λ = 640 dans le rouge-orangé foncé ;

2° La seconde, sise à peu près exactement entre C et D, est un peu moins sombre que la première et est limitée par λ = 632 et λ = 625 ;

3° La troisième, commençant près de D, du côté du rouge et chevauchant sur cette raie D, est moins accusée encore que la seconde, mais plus large ; elle se limite par λ = 600 et λ = 585 ;

4° En étant bordée sur sa droite par une petite nappe comprise entre λ = 585 à λ = 552, assez foncée comme absorption ;

5° Une cinquième bande est sensiblement à cheval sur E, en ayant pour limites λ = 530 et λ = 520 ; elle est plus faible de teinte ;

6° Une dernière bande, très-analogue à la raie γ de l'urobiline, s'étend de près de *b* du côté du violet jusqu'au delà de F, c'est-à-dire entre λ = 510 et λ = 485.

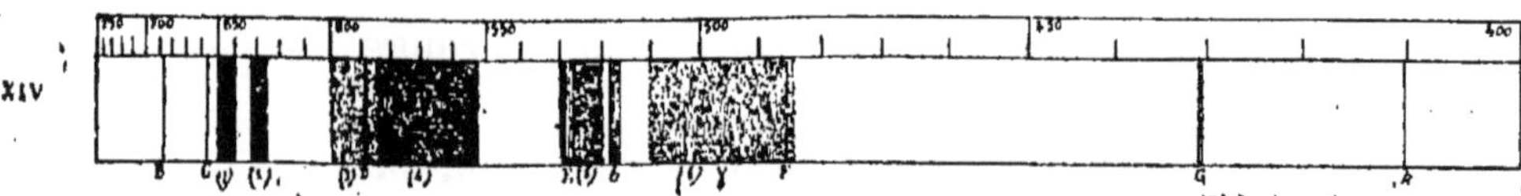

Fig. 28. Urospectrine procédé Saillet (solution alcaline)

Or, si l'on superpose simultanément le spectre de la solution acide d'*urospectrine* aux spectres de l'*urobiline* et de l'*hématoporphyrine* ou mieux encore aux spectres de l'*urobiline de l'indican* et de l'*uroroséine*, on voit qu'il les comprend tous.

Ce qui nous porterait à conclure, sans vouloir nier absolument la présence dans l'urine normale de l'*urospectrine* à doses pour ainsi dire infinitésimales, qu'il est fort possible que ce corps vu sa parenté avec l'*urobiline* — dérivant comme elle de la *bilirubine* (par réduction pour l'*urobiline*, par déshydratation pour l'*urospectrine)* — ne soit qu'un produit secondaire des manipulations que Saillet fait subir à l'urine pour l'obtenir ; produit même, ajouterons-nous, essentiellement instable puisque la lumière le ramène de suite à l'état d'*urobiline*, ce qui nous paraît empêcher « de plano » qu'il puisse constituer un élément colorant pour l'urine, ce qui, tout au plus, pourrait en faire un chromogène de l'urine ; produit, enfin, non réellement défini, puisque son mode de préparation lui-même implique l'introduction et de l'*indigo* et l'*uroroséine* dans le résultat obtenu — ce que, d'ailleurs, l'examen spectroscopique montre, en même temps qu'il semble indiquer que l'*hématoporphyrine* ne serait qu'un mélange d'*indigo* et d'*uroroséine*.

Et d'ailleurs, la démonstration de cette hypothèse peut être faite de la façon suivante :

Si l'on décolore une urine par l'acétate de plomb, précipite l'excès de plomb par le sulfate de soude, puis traite à froid le filtratum par l'acide chlorhydrique concentré, on obtient pour l'ensemble de la masse liquide une coloration violet-bleue très belle et séparable par sursaturation avec le sulfate d'ammoniaque et l'alcool en deux couches distinctes, l'une alcoolique bleue et dichroïque, l'autre aqueuse rose-rouge dont l'éther enlève facilement le pigment : la solution bleue alcoolique étant, de son côté, ramenée au rouge par action de la lumière solaire.

IV

UROÉRYTHRINE

Deux modes de préparation ont été décrits pour l'*uroérythrine*.

1° L'un basé sur la sédimentation urique par refroidissement;

2° L'autre fondé sur la mise en liberté du pigment de son chromogène par l'acide chlorhydrique concentré et à froid.

A. — Préparation de l'uroérythrine par la sédimentation a basse température

Thudichum (1), ainsi que Riva (2), extraient l'*uroéryhtrine* des sédiments rouge-brique d'acide urique ou d'urates alcalins qui se déposent spontanément de certaines urines et que l'on peut obtenir plus abondants et assez rapidement par maintien du liquide en milieu à température avoisinant 0° centigrade.

Pour cela, l'urine ayant été filtrée est maintenue dans un matras entouré de glace pendant 24 heures.

On recueille les dépôts sur un filtre, on les y lave à l'eau glacée, on les relave enfin à l'alcool, au chloroforme et à l'éther.

Ayant ensuite dissous la masse dans l'eau chaude, on en extrait l'*uroérythrine* par agitation de cette solution avec l'alcool amylique et évaporation de ce véhicule à basse température.

α. — La masse pigmentaire obtenue nous a fourni à l'examen spectroscopique par redissolution dans l'alcool amylique : une seule bande spectrale, sise dans le jaune vert, près de D, du côté du violet, entre $\lambda = 580$ et $\lambda = 568$.

(1) Thudichum. — Cité par Hénocque. — Loc. cit. p. 53.

(2) Riva. — Cité par Hénocque. — Loc. cit., p. 53.

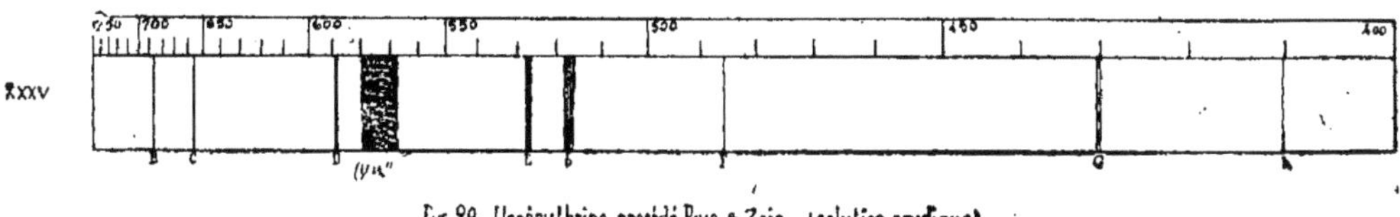

Fig. 29. – Uroérythrine procédé Riva & Zoja (solution amylique)

β. — La même masse pigmentaire redissoute dans l'alcool éthylique à 90°, donne, en plus de cette raie, une bande spectrale secondaire, située à peu près à la même distance de D, mais du côté du rouge, entre λ = 610 et λ = 600.

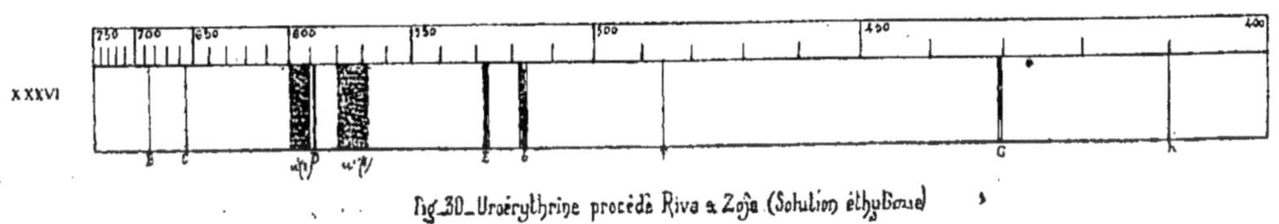

Fig. 30. – Uroérythrine procédé Riva & Zoja (Solution éthylique)

B. — Préparation de l'uroérythrine par l'action de l'acide chlorhydrique a froid

Rabuteau (1), conseille, dans ce but, d'abandonner pendant 24 heures (ou 48 heures même) l'urine à l'air après l'avoir mélangée avec les deux-dixièmes de son volume d'acide chlorhydrique pur. A ce moment, le liquide a pris une coloration rouge-vif ; on l'introduit dans un entonnoir à robinet, où on l'agite avec de l'alcool amylique. On soutire l'urine, on lave amylique à plusieurs reprises avec de l'eau distillée, et finalement on l'évapore à basse température.

Au point de vue spectroscopique, ce mode opératoire nous a fourni, en solution alcoolique, les résultats ci-après :

1° Une bande à côté de D et chevauchant sur E : comprise entre λ = 550 et λ = 520 ;

2° Une autre bande entre *b* et F, chevauchant même sur F, comprise entre λ = 510 et λ = 485, c'est-à-dire analogue à la raie γ de l'urobiline, comme position, largeur et intensité de teinte.

(1) Rabuteau. — Cité par Schmitt, loc. cit., p. 26.

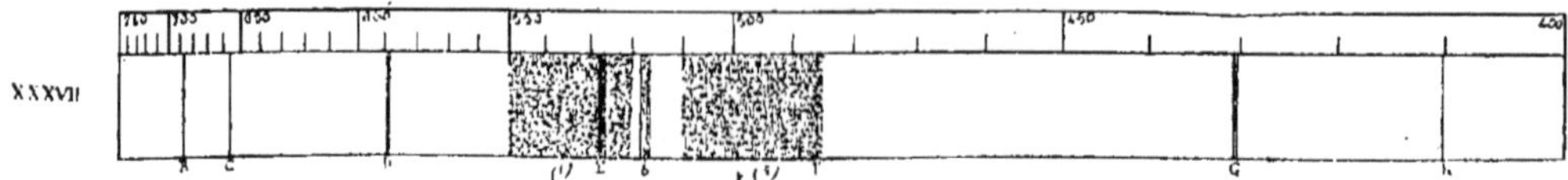

Fig. 31. Uroérythrine procédé Robuteau (Solution éthylique)

Au point de vue spectral, il n'y a donc pas identification entre les trois produits ; au point de vue absolu, il n'y a pas non plus identification entre nos résultats actuels et ceux des auteurs classiques ni les nôtres antérieurs également.

Nous allons essayer de discerner quels sont, entre ces documents, ceux que l'on doit réellement rapporter à l'uroérythrine, spectroscopiquement parlant.

Tout d'abord, on pourra remarquer, dirons-nous :

1° Que le premier résultat spectral est identiquement celui de l'*uroroséine* : l'alcool amylique serait donc plutôt le dissolvant de ce pigment que celui de l'*uroérythrine* ;

2° Que le second résultat spectral correspond à nos données relatives à la recherche spectroscopique de l'*uroérythrine* dans l'urine ;

3° Enfin que le dernier résultat spectral que nous énonçons est sensiblement équivalent à celui obtenu par Lefèvre (1) sur une solution alcoolique d'*urobiline* extraite de la bile après addition d'une parcelle de saccharose et d'acide sulfurique concentré (réaction de Pettenkofer) puis action d'une douche chaleur. Le liquide, pourpre, ainsi préparé étant dilué avec de l'alcool, montre, en effet, au spectroscope deux bandes d'absorption :

1° L'une entre D et E (de $\lambda = 550$ à $\lambda = 532$) ;

2° L'autre entre *b* et F (de $\lambda = 506$ à $\lambda = 480$).

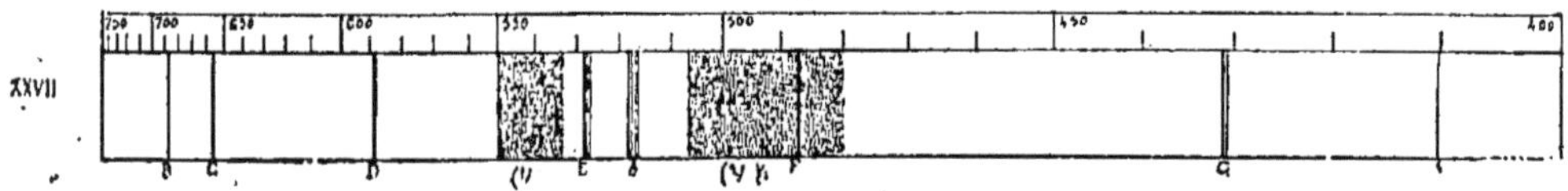

Fig. 32. — Urobiline biliaire avec réaction de Pettenkofer (Lefèvre)

Or, comme nous avons dit précédemment que par oxydation l'*uroérythrine* donnait de l'*urobiline*, — action de la

(1) Lefèvre. — Loc. cit., p. 19.

lumière sur l'urine de 24 heures — on peut facilement comprendre que la réaction précédente, essentiellement réductrice, puisse ramener l'*urobiline* à l'état d'*uroérythrine* ou de pigment intermédiaire : l'*uroroséine*.

Nous ajouterons ensuite que dans ses essais de préparation de l'*urobiline* en partant de la *bilirubine* par action de l'amalgame de sodium, Lefèvre (1) est tombé sur un dérivé intermédiaire présentant trois raies d'absorption :

1° L'une allant de $\lambda = 621$ à $\lambda = 590$;

2° L'autre de $\lambda = 574$ à $\lambda = 538$;

3° La troisième de $\lambda = 506$ à $\lambda = 477$; c'est-à-dire trois raies spectrales dont la dernière n'est autre que la raie normale de l'*urobiline* et les deux autres correspondant sensiblement à celles que nous avons depuis longtemps déjà indiquées pour l'*uroérythrine* : u' = de $\lambda = 610$ à $\lambda = 595$, et u'' = de $\lambda = 580$ à $\lambda = 565$, mais sont un peu plus larges cependant.

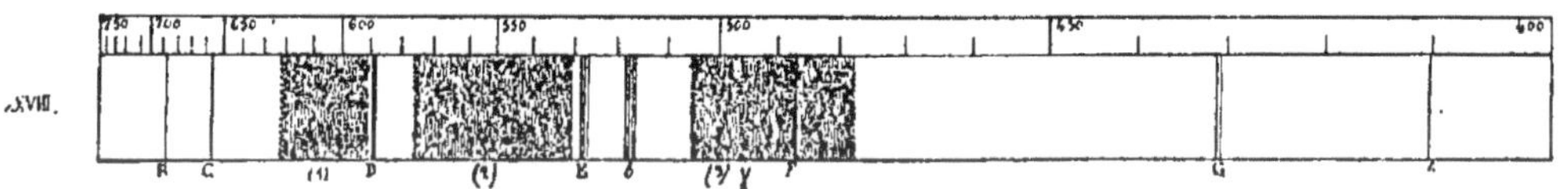

Fig. 33. — Urobiline bilirubinique. amalgame de sodium (Lefèvre)

Il semblerait donc que dans l'urine normale de 24 heures — celle que nous avons toujours en vue au point de vue séméiologique — il existe de l'*uroérythrine* sous une forme qui n'est peut-être pas celle de sa sédimentation, laquelle d'ailleurs, nous allons le revoir, est plutôt celle de l'*uroroséine* au point de vue spectral, qui, en tous cas, par oxydation subséquente donne cette forme finale puisque par aération elle arrive à cette modalité spectrale.

Quant aux pigments des sédiments uriques décrits par les différents auteurs au point de vue spectroscopique sous le nom d'*uroérythrine*, si l'on veut bien analyser leurs données en ce sens, on se rendra facilement compte qu'ils comportent des mélanges variables : d'*uroérythrine*, d'*uroroséine* et d'*urobiline*.

(1) Lefèvre. — Loc. cit., p. 21.

V et VI

INDICAN ET INDIRUBINE

Il n'existe aucun mode de préparation de l'*indican* urinaire.

Nous avons dit que ce corps, absolument incolore, ne pouvait être décelable dans l'urine directement quand celle-ci était physiologique, qu'il n'était sensible que lorsque l'urine était colorée anormalement en bleu ou en violacé, c'est-à-dire lorsqu'elle était pathologique ; et encore, dans ces conditions, n'est-ce plus l'*indican* lui-même que l'on constate, mais bien : soit l'*indigo bleu* dans le premier cas, soit les deux *indigos, bleu* et *rouge*, dérivant de l'*indican* et du *skatol*, dans le second.

Nous ne pouvons ainsi comprendre ce corps que, non comme pigment urinaire physiologique dans l'acception propre du mot, mais seulement au titre de chromogène de l'indigo bleu qui, lui, répétons-le, n'est point physiologique, est toujours pathologique comme pigment urinaire.

Quant à l'*indirubine*, si l'on en fait le synonyme d'*indigo rouge*, ce qui doit être en réalité, il est de toute évidence que ce corps doit aussi être considéré comme pathologique puisque comme l'*indigo bleu*, on ne le trouve directement dans l'urine que lorsque celle-ci offre la teinte violacée (superposition de la coloration des deux *indigos : bleu* et *rouge*) absolument anormale.

Mais si, au contraire, on fait de l'*indirubine* le synonyme *skatol*, c'est donc comme chromogène seulement de l'*indigo rouge* qu'on doit le comprendre dans la composition de l'urine physiologique,

Quoiqu'il en soit, l'*indigo bleu* et l'*indigo rouge*, — provenant des véritables *indigogène* et *indirubinogène* que sont l'*indican* et le *skatol*, — sont décelés dans l'urine, extraits de leurs chromogènes, si l'on veut bien, par l'action de l'acide chlorhydrique.

En quelques secondes à chaud, au bout de quelques minutes à froid, les urines, soit simplement filtrées, soit décolorées au noir animal et filtrées, soit — mieux encore — déféquées par l'acétate de plomb et filtrées, donnent une coloration rose-violacée plus ou moins marquée quand on les fait tomber goutte à goutte sur de l'acide chlorhydrique bouillant.

Si l'on ajoute alors du chloroforme à ce mélange l'*indigo bleu* mis en liberté par la réaction, s'y dissout, en donnant un liquide déchroïque (bleu par réfraction, violet par réflexion), où l'on peut constater les réactions spectroscopiques indiquées précédemment.

Quant à l'*indigo rouge*, on l'extrait du résidu du solutum chloroformique, au moyen de l'éther, et cette solution éthérée présente les mêmes phénomènes spectraux que celle chloroformique de l'*indigo bleu*.

Mais, répétons-le encore, ce sont des réactions spectroscopiques secondaires, car l'on ne peut les retrouver directement dans aucune urine normale à l'examen direct quelle que soit l'épaisseur du liquide employé pour l'examen spectral !

Quant à la comparaison que l'on a voulu faire (Hénocque) entre les bandes d'absorption de ces *indigos* et les bandes indiquées par nous par l'*uroérythrine*, et qui leur sont presque supperposables, il est facile de se rendre compte que cette objection n'a aucune valeur.

En effet, alors que l'examen spectral ne donne pas sensiblement nos bandes propres — u' et u'' — de l'*uroérythrine* à l'émission, on peut alors nettement caractériser dans les mêmes urines l'*indican* et le *skatol* par l'acide chlorhydrique bouillant ; alors que nos bandes u' et u'' augmentent dans toute urine parallèlement à la « fonction » temps, c'est-à-dire parallèlement à la formation de l'*uroérythrine* aux dépens de son chromogène, la réaction chimique de l'*indican* et du *skatol* reste stationnaire ; enfin, comme nous venons de le dire, l'*indoxyle* pas plus que le *skatoxyle* ne sont colorés et n'offrent d'action absorptive sur le spectre solaire, donc ne peuvent concourir à former les raies u' et u'' constatées par nous dans toutes les urines ayant subi l'action de la lumière et que nous attribuons à l'*uroérythrine*.

VII

UROMÉLANINE

Nous ne connaissons que deux manières de préparer l'*uromélanine* :

1° L'une, indiquée par Thudichum (1), repose sur la dissolution du pigment — préexistant dans les urines noires — par la soude caustique ;

2° L'autre a pour base l'action des acides minéraux forts et à chaud sur une urine quelconque directement ; il est dû à Schmitt (2).

A. — Extraction de l'uromélanine des urines noires par les alcalis caustiques

Un certain volume d'urine noire est précipité par la baryte caustique. Le précipité, jaune-brun plus ou moins foncé, recueilli sur un filtre, y est lavé à l'eau tout d'abord, puis à la soude caustique qui le dissout. Le filtratum ainsi obtenu coloré est traité par l'acide sulfurique étendu jusqu'à neutralisation. Il se forme un précipité que l'on recueille sur un nouveau filtre où il est encore lavé à l'eau puis redissous par de la soude. Après une seconde précipitation par un acide, on dissout le résidu dans l'alcool, d'où l'*uromélanine* se sépare par évaporation.

Nous n'avons rien à dire de ce procédé qui ne va chercher l'*uromélanine* que là où elle est formée, c'est-à-dire dans des urines à coloration noire, c'est-à-dire dans des urines anormales, c'est-à-dire des urines pathologiques : cas ne relevant point de notre travail.

Il en est tout autrement du procédé suivant, on va le voir !

(1) Thudichum. — Cité par Mac Münn, loc. cit., p. 111.

(2) Schmitt. — Loc. cit., p. 32.

B. — Préparation de l'uromélanine par action des acides minéraux forts et a chaud sur l'urine directement

Citons Schmitt (1) :

« L'urine, additionnée d'acide chlorhydrique et d'un peu d'acide nitrique, est portée à l'ébullition ; quand elle a pris une teinte brun-noirâtre, on ajoute un excès de lessive de soude, de façon que le liquide soit nettement alcalin. On forme ainsi un uromélanate de soude qui est insoluble dans l'alcool et qui se précipite par addition de ce liquide. On laisse reposer vingt-quatre heures, on jette sur un filtre, on lave à l'eau alcoolisée. Le précipité d'uromélanate est dissous dans un peu d'eau alcaline. On déplace l'uromélanine par un acide. On la recueille sur un filtre, on la lave, on la dissout dans l'alcool qui abandonne ce pigment par évaporation. »

Nous nous demandons — et nous sommes convaincus que beaucoup de chimistes ont dû se le demander comme nous — comment, après une pareille manipulation, Schmitt pouvait avoir l'idée de considérer l'*uromélanine* comme un pigment normal ?

Outre que la couleur de ce principe, si caractéristique, n'apparaît dans une urine normale que secondairement aux manipulations précitées, tous les chimistes qui se sont occupés de la question de l'*uromélanine* : Thudichum (2), Mac-Münn (3), Udransky (4), ont considéré l'*uromélanine* comme le dérivé ultime de l'oxydation des pigments sanguins en général et du pigment *urobiline* en particulier !

Et Schmitt veut, après avoir traité les pigments ou chromogènes urinaires normaux par l' « *eau régale* » à l'ébullition, faire du composé découlant de ses manipulations ultra-oxydantes un colorant normal de l'urine !!!

(1) Schmitt. — Loc. cit. p. 32.
(2) Thudichum. — Cité par Mac-Münn, loc. cit. p. 110.
(3) Mac-Munn. — Loc. cit. p. 110.
(4) Udransky. — Zeits, physiol, chemie, 1897, p. 133.

Nous avouons ne pouvoir le suivre dans cette voie...

La méthode donnée par Schmitt pour la préparation de l'*uromélanine* « normale (?) » et toutes les conséquences que cet auteur en fait découler nous semblent absolument paradoxales !

Nous affirmons n'avoir jamais pu constater semblable pigment à l'état physiologique : ni dans les urines de 24 heures, ni à plus forte raison dans les urines fraîchement émises.

A aucun moment la « plage » d'absorption spectrale que nous avons donnée pour l'*uromélanine* préparée par nous d'après la méthode de Schmitt ne s'est offerte dans des urines normales, même après concentration de celle-ci dans le vide en présence de l'acide sulfurique.

Pour nous, l'*uromélanine* de Schmitt n'est qu'un dérivé oxydé des pigments et chromogènes urinaires normaux essentiellement lié à son tour de main manipulatoire. Et la preuve en est que toute urine normale dont on a pu extraire l'*urobiline*, l'*uroérythrine* et l'*urochrome* par nos procédés donne également de l'*uromélanine* si l'on opère sur elle directement comme l'indique Schmitt ! Et la preuve en est, mieux encore, en ce que le résidu sulfato-ammoniacal de toute urine fraîchement émise, dont on a déjà extrait l'*urobiline*, donne aussi de l'*uromélanine* si on le traite d'après le procédé de Schmitt (action sur l'*urochrome*).

VIII et IX

UROROSÉINE ET URIANE

Nous n'avons pu nous procurer que peu de renseignements sur la préparation de l'*uroroséine*.

Hénocque (1) dit simplement qu' « elle peut être extraite de l'urine additionnée d'acide chlorhydrique ou d'acide nitrique », et que « c'est elle qui produit la coloration rose qu'on observe

(1) Hénocque. — Loc. cit. page 60.

dans cette réaction », enfin qu'« on l'isole au moyen de l'alcool amylique ».

Si l'on veut bien se reporter à ce que nous avons dit précédemment de la préparation de l'*uroérythrine* par le procédé de Rabuteau d'une part, procédé sinon identique du moins très rapproché de celui-ci; si, d'autre part, on veut bien encore relever ce que nous avons donné personnellement comme réactions spectrales de l'*uroérythrine* préparée par ce procédé « jumeau », on saisira de suite le rapprochement que nous avons fait entre l'*uroérythrine* et l'*uroroséine* dans notre discussion des résultats spectraux de l'uroérythrine.

De fait ces résultats spectraux, sans être identiques, sont très rapprochés et surtout se substituent l'un à l'autre selon le mode de préparation ; ils doivent donc, nous semble-t-il, conduire à faire conclure que ces deux pigments : *uroérythrine* et *uroroséine*, dans la forme tout au moins sous laquelle l'*uroérythrine* est habituellement décrite : celle résultant de sa préparation, sont solidaires, et que l'*uroroséine* n'est qu'une forme plus oxydée que celle sous laquelle l'*uroérythrine* existe libre dans l'urine, n'est qu'une forme d'oxydation de l'*uroérythrine* intermédiaire entre ce pigment proprement dit et l'*urobiline*, résultat final de son oxydation complète.

Si, enfin, on veut bien relire nos données précédentes sur les rapports du « *pigment de Giacosa* » avec l'*uroérythrine* et l'*uroroséine*, on se rendra compte que ce « *pigment de Giacosa* » ne doit être autre chose que l'*uroérythrine* sous la forme sous laquelle nous la signalons libre dans l'urine normale — forme avec teneur en fer ; et que cette *uroérythrine* ne serait qu'une des phases transitoires soit du passage de l'*uroroséinogène* à l'*uroroséine*, soit du passage de l'*urochrome* à l'état d'*urobiline*.

Quant à l' « *uriane* » (1), l'insuffisance de documentation nous empêche d'en parler autrement que nous ne l'avons déjà fait ; nous continuerons à la considérer comme encore l'équivalent chimique du « *pigment de Giacosa* » et de l'*uroérythrine* normale.

(1) HÉNOCQUE. — Loc. cit. p. 14.

DEUXIÈME GROUPE

PRINCIPES CHROMOGÈNES

I

UROBILINOGÈNE

Winter (1), a indiqué pour le *chromogène spécial de l'urobiline* la préparation suivante :

Saturer de sulfate d'ammoniaque l'urine filtrée ; séparer par filtration les principes pigmentaires ainsi précipités ; dessécher et laver sur le filtre au moyen de l'éther.

La solution éthérée renferme l'*urobiline* et son *chromogène*. On agite avec de l'eau qui dissout l'*urobiline* et l'*urobilinogène* reste en solution éthérée.

Par évaporation on concentre la liqueur, qui ne donne, dans ces conditions aucune absorption spectrale, mais qui, par addition de quelques gouttes d'acide azotique, laisse apparaître immédiatement la bande γ, entre *b* et F, de son pigment vrai : l'*urobiline*.

II

UROCHROMO-ÉRYTHRO-ROSÉINOGÈNE

Une urine, déféquée à l'acétate de plomb et débarrassée ou non de son plomb par le sulfate de soude, reprend peu à peu sa couleur jaune si le milieu n'est pas trop acide.

Ce phénomène est dû à la présence du *chromogène spécial*

(1) WINTER. — Loc. cit.

de l'*urochrome* qui, contrairement à ses congénères : *urobilinogène* et *uroroséinogène* vrais, n'est pas précipitable par l'acétate de plomb : propriété qu'il partage d'ailleurs avec l'*indigogène* et l'*indirubinogène*, mais qui ne peut le faire confondre avec ces deux autres principes chromogènes, puisque ces derniers ne sont directement des facteurs pigmentaires que dans des conditions vraiment pathologiques, ne sont des générateurs de pigments — bleu et rouge d'ailleurs et non jaune — dans des conditions normales qu'indirectement, c'est-à-dire par addition de réactifs.

L'*urochromogène*, contrairement à l'*urobilinogène*, également et de la même manière que l'*uroroséinogène* ou l'*indigogène* ou encore l'*indirubinogène*, n'est pas précipité par le sulfate d'ammoniaque, car les urines de 24 heures dont la solution sulfato-ammoniacale n'offre pas de coloration immédiatement après action de ce sel et de l'alcool, se recolore lentement à l'air comme celles déféquées par l'acétate de plomb.

La préparation de l'*urochromogène* (Schmitt) (1), est précisément fondée sur la non-action du sulfate d'ammoniaque sur ce principe chromogène.

L'urine traitée, comme nous l'avons dit à la préparation de l'*urobiline*, est séparée du liquide alcoolique surnageant au moyen d'un entonnoir à robinet ; on la filtre et on l'agite avec de l'alcool amylique qui, par évaporation, abandonne l'*urochromogène* sous forme d'un liquide, épais, visqueux, incolore mais ne tardant pas à jaunir.

En tous cas, en aucune circonstance, cette substance n'offre, « sponte suâ », de bandes spectrales d'absorption ; mais sous l'influence des oxydants, en même temps que la coloration du liquide passe au rouge plus ou moins intense, on voit apparaître :

1° et 2°. — Tout d'abord, nos bandes u' et u'' de l'*uroérythrine* : (u' = de $\lambda = 610$ à $\lambda = 595$) (u'' = de $\lambda = 580$ à $\lambda = 565$) ;

(1) Schmitt. — Loc. cit. p. 21.

3°. — Puis une bande « flottante » plus ou moins selon les cas, non absolument constante de position, oscillant comme centre de $\lambda = 550$ à $\lambda = 525$, avec extinction des bandes u' et u'';

4°. — Enfin, une nappe, plus ou moins obscure, selon les cas encore, sise entre *b* et F, un peu « flottante » aussi et tantôt chevauchant sur F, tantôt se limitant du côté du violet, entre $\lambda = 500$ et $\lambda = 478$.

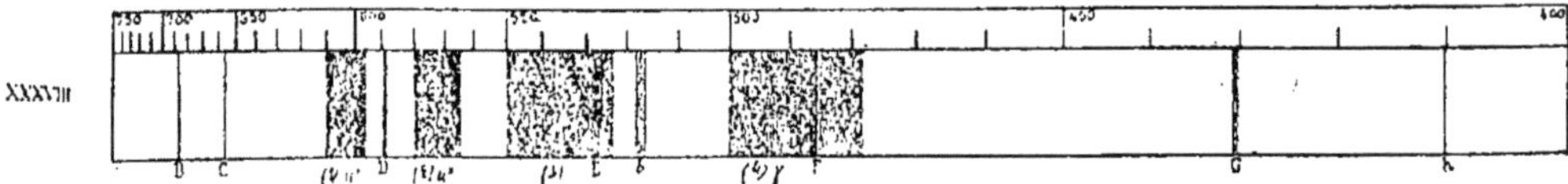

Fig. 34. Urochrome-érythro-roséinogène oxydé (Gautrelet)

Il semble donc que l'*urochromogène* après avoir donné spontanément naissance à de l'*urochrome* — inactif au point de vue spectral, — aboutisse par oxydations de plus en plus intenses, à l'*uroérythrine* d'abord, à l'*uroroséine* ensuite, à l'*urobiline* enfin ; fait qui nous servira plus tard à établir la filiation de ces éléments pigmentaires.

Pour le moment, nous nous contenterons du rapprochement de l'*urochromogène* avec l'*uroroséinogène*, en disant que :

Les deux principes sont précipitables par l'acétate de plomb ;

Les deux agents ne sont pas précipités par le sulfate d'ammoniaque ;

Les deux corps sont solubles dans l'alcool amylique ;

Les deux chromogènes sont à peu près insolubles dans l'alcool éthylique ;

L'*uroroséine* n'est formée aux dépens de son chromogène que par action des acides forts ; acide sulfurique, ou par l'action des oxydants énergiques : le chlore par exemple ;

L'*urochromogène* donne, sans oxydation, par hydratation lente probablement, de l'*urochrome* se montrant spontanément dans ses solutions ;

Mais l'oxydation de cet *urochrome*, faible donne de l'*uroé-*

rythrine, plus forte fournit de l'*uroroséine*, très forte aboutit à de l'*urobiline*, exagérée arrive même à l'*uromélanine*.

La formation de l'*uroroséine*, par action des acides forts sur son chromogène ne serait donc que la seconde phase de l'oxydation de l'*urochromogène* obtenue d'emblée par la réaction employée : ce qui ferait de ce principe un chromogène général pour la série ; fait que nous rappellerons en changeant le le nom d'*urochromogène* en celui d' « *urochromo-érythro-roséinogène.* »

*
* *

Arrivé à ce point de notre travail, il ne nous reste plus, pour élucider la question de la pigmentation normale de l'urine considérée comme physiologique et celle des chromogènes fixes de cette même urine de sujets regardés comme sains, qu'à faire un léger retour en arrière sur ce chapitre de la « préparation de l'ensemble des principes indiqués comme colorants ou comme chromogènes de l'urine normale » ; il nous semble facile d'en tirer des conclusions pratiques.

Procédons d'abord par élimination :

1° L'*uriane* (?) — si ce corps existe — semble pouvoir être confondue avec l'*uroérythrine ;*

2° L'*uroroséine* n'est pas un principe immédiat de l'urine, elle n'est qu'un principe médiat de ses sédiments ;

3° Tandis que, au contraire, l'on peut facilement retrouver analytiquement parlant, son chromogène dans l'urine normale, donc l'on doit considérer l'*uroroséinogène* comme principe urinaire normal ;

4° Il est impossible de soutenir, analytiquement parlant encore, que l'*uromélanine* soit un des principes constituants physiologiques de l'urine humaine ;

5° et 6° L'*indican* et le *skatol* ne sont, de toute évidence, que les chromogènes de produits pigmentaires anormaux : l'*indigo bleu* et l'*indigo rouge ;* néanmoins, ils doivent être considérés comme physiologiques, donc comptés dans une urine normale comme chromogènes, d'où : *indigogène* et *indirubinogène ;*

7° Tout, au point de vue des recherches analytiques, spectroscopiques ou chimiques, porte à admettre l'*uroérythrine* comme principe colorant normal des urines ;

8° L'*urospectrine* n'existe probablement pas en réalité, en tant que principe défini ; c'est un mélange d'*urobiline* et d'*hématorphyrine*, autant que nous portent à le croire nos réactions spectrales ;

9° L'*urochrome* ne doit être considéré que comme un produit colorant normal transitoire ; existant dans l'urine des sujets sains à son émission, se transformant rapidement en *uroérythrine* par exposition du liquide à la lumière diffuse :

10° L'*urochromogène* existe, de toute évidence, en toute urine normale ;

11° Il en est de même de l'*urobiline ;*

12° Et de l'*urobilinogène ;*

D'où nous concluons, en résumé :

L'urine normale de l'homme sain contient :

Deux matières colorantes fondamentales :

l'Urobiline,
l'Uroérythrine ;

Une matière colorante transitoire :

l'Urochrome ;

Quatre chromogènes spéciaux :

l'Urobilinogène,
l'Urochromo-Érythro-Roséinogène,
l'Indigogène,
l'Indirubinogène.

Soit au total sept principes susceptibles de concourir directement ou indirectement à sa coloration.

Ce point nous semblant acquis, nous allons passer à l'étude des divers procédés indiqués pour le dosage des deux principaux : *urobiline* et *uroérythrine* de ces éléments pigmentaires, ainsi que pour celui des éléments « prépigmentaires », c'est-à-dire « chromogéniques » de l'urine considérée comme normale.

Nous indiquerons subséquemment les méthodes docimasiques préconisées pour le groupe : indigo-indirubinogènes.

Nous rappellerons, enfin, en quelques mots, pour être complet, ce que nous avons déjà été à même de signaler à propos des procédés capables de faire rendre compte de la valeur relative de l'*urochrome*, de l'*urobilinogène*, de l'*urochromo-érythro-roséinogène,* dans les chiffres analytiques précités.

CHAPITRE IV

Procédés de dosage des pigments et chromogènes urinaires normaux

I ET II

UROBILINE ET UROÉRYTHRINE

Les divers procédés indiqués pour le dosage de l'*urobiline* urinaire appartiennent à cinq groupes différents de réactions :

1° Le premier fondé sur la chimie et les pesées (Cordier) (1) ;

2° Le second sur la chimie et la colorimétrie (Lefèvre) (2) ;

3° Le troisième sur la chimie et la fluoroscopie (Viglezio) (3) ;

4° Le quatrième sur les actions chimiques suivies de l'examen spectral (Bogomoloff (4), Denigès) (5) ;

5° Le cinquième exclusivement basé sur la spectrométrie (Hoffmann (6), Hénocque (7), Yvon (8), Gautrelet) (9).

(1) CORDIER. — Loc. cit.

(2) LEFÈVRE. — Loc. cit., p. 12.

(3) VIGLEZIO. — Cité par Hénocque, loc. cit., p. 23.

(4) BOGOMOLOFF. — Cité par Hénocque, loc. cit., p. 28.

(5) DENIGÈS. — Cité par Hénocque, loc. cit., p. 36.

(6) HOFFMANN. — Cité par Hénocque, p. 127.

(7) HÉNOCQUE. — loc. cit., p. 129.

(8) YVON. — Loc. cit.

(9) E. GAUTRELET. — Technologie de l'urobiline. Rev. mal. nut. 1896, p. 87.

A. — Procédé chimico-pondéral de dosage de l'urobiline

Procédé de Cordier.

Nous avons décrit le procédé Cordier à propos de la recherche de l'*urobiline ;* nous n'y reviendrons que pour dire que si la méthode est employée dans sa stricte indication, c'est-à-dire comme méthode pondérale d'extraction de l'*urobiline,* les chiffres qu'il donne sont faussés du fait de la solubilité de l'*uroroséine vraie* dans le chloroforme dans les conditions ou la réaction se passe pour l'*urobiline.*

La preuve en est dans l'examen spectral du résidu pigmentaire que nous avons reconnu donner la bande située près de D, du côté du violet et que nous avons signalée personnellement pour l'*uroroséine* comme caractéristique spectrale de ce corps concomitamment à la raie γ de l'urobiline pure : ceci du moins pour l'urine fraîchement émise.

Nous avons, nous-même, pour éviter cette cause d'erreur, donné il y a trois ans l'indication d'examiner la solution alcoolique d'*urobiline* (doublée d'*uroroséine*) obtenue par le procédé Cordier sur l'urine fraîchement émise au spectroscope avec notre cure urobilinimétrique ou avec notre uropigmentomètre qui dissocient les deux phénomènes spectraux en variant l'épaisseur du liquide examiné ; mais le procédé Cordier se trouve ainsi transformé en une méthode double qui ressort du quatrième groupe docimasique que nous décrirons plus loin.

B. — Procédé chimico-colorimétrique de dosage de l'urobiline

Procédé de Lefèvre

Lefèvre (1), dont nous avons déjà tout au long indiqué le procédé d'extraction de l'*urobiline,* ajoute à sa manipulation chimique l'extension de la solution de reprise alcoolique

(1) Lefèvre. — Loc. cit. p. 12.

de son résidu-pigmentaire jusqu'à l'obtention d'une teinte type obtenue avec un chiffre donné d'*urobiline.*

Sa méthode de recherche de l'*urobiline* devient ainsi un procédé de dosage chimique et colorimétrique, qui serait très précis si n'étaient les causes d'erreurs que nous avons déjà signalées dans le résultat total de l'extraction, d'une part, et d'autre part dans son application à l'ensemble des urines.

Lefèvre fait, en effet, remarquer lui-même que pour obtenir son *urobiline* pure, il doit opérer sur de l'urine fraîchement émise. Or, celle-ci, l'a-t-on vu, ne contient pas toute l'*urobiline*, puisque la part liée au chromogène ne s'est pas encore décelée à ce moment là. Or, encore, celle-ci ne contient pas ou à peu près pas d'*uroérythrine* ; mais l'*uroérythrine* apparait, au contraire, aux dépens de l'*urochrome* dès que l'urine a été exposée à la lumière plus ou moins diffuse pendant un certain temps, et comme dans les conditions manipulatoires de Lefèvre, qui ne deviendraient ainsi que celles de Méhu, l'*uroérythrine* serait extraite en même temps que l'*urobiline*, le rapport colorimétique cherché serait vicié, ne serait plus l'expression de la réalité pour l'*urobiline* exclusivement.

C. — Procédés chimico-fluoroscopiques de dosage de l'urobiline

Procédés de Viglezio

Viglezio (1), recommande de prendre 300 cc. d'urine fraîche acidifiée avec de l'acide acétique ou de l'acide sulfurique ; de lui ajouter de 230 à 240 grammes de sulfate d'ammoniaque, pour la saturer ; d'agiter pendant une heure ; puis de filtrer. Le filtratum ne doit plus donner alors trace d'*urobiline* à l'examen spectroscopique. On lave le précipité à plusieurs reprises avec une solution saturée de sulfate d'ammoniaque ; et on le laisse se dessécher à l'air libre sur le filtre. Le pigment est ensuite dissous dans une quantité d'alcool connue, généra-

(1) Viglezio. — Cité par Hénocque, loc. cit. p. 23.

lement égale au volume de l'urine primitivement employée pour ce dosage, soit 300 cc.

Ayant mis dans une cuvette 10 cc. d'alcool à 60°, 2 gouttes d'ammoniaque et 2 gouttes d'une solution de chlorure de zinc faible (de 1 à 2 °/₀), on y fait écouler d'une burette-centime de Mohr, la solution alcoolique d'*urobiline* préparée comme plus haut, jusqu'à l'apparition de fluorescence dans la cuvette ; on note le nombre *n* de $\frac{cc.}{100}$ de solution alcoolique d'*urobiline* ainsi nécessaire pour l'obtention de la fluorescence avec l'urine examinée.

Sachant, d'autre part, que pour arriver à cette fluorescence, il lui fallait $0^{cm^3}05$ d'une solution alcoolique au centième $\left(\frac{1}{100}\right)$ d'*urobiline* pure, c'est-à-dire d'une solution dont chaque centième de cc. contient $0^{gr}.0001$ d'urobiline, il était facile d'en déduire le poids d'*urobiline* contenu dans chaque centième de cc., c'est-à-dire et par suite dans chaque cc., enfin dans chaque litre d'urine examinée par le rapport : $\frac{X}{5} = \frac{0.0001}{n}$ X étant le poids d'urobiline contenu dans chaque centi-centimètre cube $\left(\frac{cc.}{100}\right)$ de véhicule employé, ou encore $X = \frac{5 \times 100.000 \times 0.0001}{n} = \frac{50}{n}$; X étant le poids d'*urobiline* contenu dans un litre d'urine examinée, et *n* étant le nombre de $\frac{cc.}{100}$ utilisé comme solution alcoolique pour obtenir la fluorescence.

A ce procédé nous ferons trois objections :

La première, qu'il ne s'applique qu'à l'urine fraîchement émise si l'on s'en tient strictement aux indications de Viglezio ; ce qui ne doit pas être en réalité, puisque l'*urobiline* seule est fluorescente en présence de l'ammoniaque et du chlorure de zinc, c'est-à-dire puisque l'*uroérythrine* formée au bout d'un certain temps d'exposition de l'urine à la lumière diffuse, aux dépens de l'*urochrome*, ne peut influencer la réaction fluoroscopique de Viglezio.

La seconde que les mensurations, à effectuer pour la détermination du point de fluorescence de l'*urobiline*, sont d'une telle délicatesse (centièmes de centimètre cube) par rapport au phénomène en lui-même que nous craignons beaucoup, après ce que nous avons vu pratiquement, que nombre d'erreurs n'en découlent dans l'application courante du procédé.

La dernière que, ainsi que nous l'avons dit pour l'emploi du procédé Lefèvre, l'extraction de l'*urobiline* par séparation absolue sur un filtre ne se fait réellement pas facilement : les eaux sulfato-ammoniacales de lavage entraînant une certaine proportion de ce pigment.

On pourrait, il est vrai, y remédier en employant la variante que nous avons personnellement donnée de ce procédé, c'est-à-dire en agitant l'urine sursaturée de sulfate d'ammoniaque avec de l'alcool ; mais l'objection seconde reste toujours entière.

Viglezio, sentant la faiblesse de ce procédé, a voulu le doubler d'une méthode volumétro-spectroscopique.

Dans ce but, au lieu de s'arrêter au phénomène d'apparition de la fluorescence dans l'addition de l'*urobiline* en solution alcoolique au chlorure de zinc ammoniacal de la cuvette du procédé chimico-fluoroscopique, cet auteur, comme moyen d'analyse plus rigoureux, indique encore de pousser l'écoulement du liquide urobilinique jusqu'à l'apparition au spectroscope de la bande δ de l'*urobiline*. Il a même indiqué que le chiffre ainsi obtenu pour une solution type d'*urobiline* à 1 °/o devait être de 0^{cm^3} 17 : ce qui, d'après la formule précitée, applicable également en la circonstance, avec la substitution de 17 à 5 comme dividende X, on aurait : $X = \frac{170}{n}$ comme rapport de l'*urobiline* dosée par litre d'urine examinée avec le nombre *n* de divisions (en centièmes de centimètre cube) employés pour l'obtention de la caractéristique spectrale de l'*urobiline*.

Les objections 1 et 3 précédentes restent encore entières, tandis que la seconde est atténuée par le relèvement du dividende 17 substitué à 5 dans l'opération arithmétique précédente, ce qui constitue une cause d'erreur à limite au moins trois fois inférieure à la précédente.

Quoiqu'il en soit de ces détails à leur application pratique dans le dosage de l'*urobiline* par les deux procédés indiqués par Viglezio, nous dirons que cet auteur indique avoir ainsi trouvé pour l'urine normale des chiffres allant de 0gr 30 à 0gr 40 par litre en *urobiline*, c'est-à-dire des chiffres très voisins de celui donné par nous précédemment = 0gr. 41 pour la normale absolue de l'*urobiline* par litre d'urine prélevé sur l'ensemble de l'émission de 24 heures. Et si l'on veut bien remarquer : d'une part que Viglezio opère sur de l'urine fraichement émise ; d'autre part que cet auteur n'indique pas quelles sont les émissions urinaires qu'il a choisies pour ses expériences — ce qui laisse à supposer que ce sont celles du matin qui sont plus riches en pigment — on comprendra de suite comment ce chimiste, en arrivant à une docimasie urobilinique très approchée de la nôtre personnelle, se soit cependant trouvé en présence de chiffres un peu inférieurs.

D. — Procédés chimico-spectroscopiques de dosage de l'urobiline.

a. Procédé Bogomoloff

La méthode de Bogomoloff (1), la première en date, repose sur la « fonction acide » de l'*urobiline* d'une part, et d'autre part sur l'examen spectroscopique des solutions alcalines (bande δ — la même que pour le chlorure de zinc ammoniacal), avec contrôle colorimétique après action du sulfate de cuivre sur l'urine et redissolution dans le chloroforme du pigment mis en liberté.

Ayant mis dans une éprouvette 10 cc. d'urine filtrée à essayer, on y laisse tomber peu à peu une solution centi-normale de soude placée dans une burette de Mohr jusqu'à *neutralisation* de la liqueur. On note nombre *n* de cc. de lessive centinormale à ce nécessaire. On continue à verser la solution centinormale jusqu'à *réaction alcaline* du liquide bien agité. Soit *n'* le chiffre alors marqué sur la burette.

(1) Bogomoloff. — Cité par Hénocque., loc. cit. p. 28.

Si l'on est parti du O de la graduation de la burette, n représente l'acidité totale urinaire, et $n' - n =$ l'acidité urinaire correspondant à l'*urobiline :* cette acidité urobilinique étant estimée par l'auteur du dixième de celle de l'acide oxalique, soit de 0 gr. 00063 par chaque centimètre cube d'urine et de lessive centinormale employés ; c'est-à-dire qu'en représentant par X le chiffre d'*urobiline* existant dans un litre d'urine, si l'on a opéré sur 10 cc. d'urine, on aura :

$$X = \frac{(n' - n) \times 1000 \times 0.00063}{10} = (n' - n) \times 100 \times 0.00063 = (n'-n)\,0{,}063.$$

Aussitôt que la réaction alcaline de l'urine a été réellement obtenue, celle-ci prend une coloration verdâtre, en même temps que l'on constate à l'examen spectral l'apparition de la raie δ, moins nette, cependant, plus « floue » qu'avec le chlorure de zinc ammoniacal.

Bogomoloff (1), a proposé la modification suivante de son procédé — à titre de contrôle :

On prend les mêmes 10 cc. d'urine filtrée ; on y ajoute quelques gouttes d'acide sulfurique ; puis du chloroforme et quelques gouttes d'une solution faible (au millième) de sulfate de cuivre. Par agitation le chloroforme prend une teinte rouge-cramoisi ; on le sépare du liquide surnageant, et on lui ajoute la même solution centinormale de soude que précédemment. Au moment précis de l'alcalinisation, il y a passage du liquide du rouge au vert, changement de coloration que le chlorure de zinc accentue ; et dans cette solution, la bande spectrale δ peut encore être contrôlée.

Nous n'avons qu'une objection à faire à ce procédé : c'est que, si on l'applique à l'urine de 24 heures, il doit donner des chiffres trop forts, et ce parce que l'auteur semble avoir oublié que l'*uroérythrine* jouit, au même titre que l'urobiline, de la fonction acide, et qu'il n'a pas tenu compte de cet élément dans ses manipulations. Ce procédé est, en effet, beaucoup plus chimique que spectroscopique ; la spectroscopie n'y joue

(1) Bogomoloff. — Cité par Hénocque, loc. cit. p. 30.

qu'un rôle accessoire, incapable de départager les docimasies respectives de l'*urobiline* et de l'*uroérythrine* du fait de l'emploi d'une épaisseur constante (celle de l'éprouvette de réaction) pour l'examen spectral du liquide dans lequel s'opère ce dosage.

Nous ajouterons, toutefois et enfin, que le chiffre d'urine 10 cc. recommandé par l'auteur pour cette manipulation nous semble insuffisant pour un examen spectral direct, puisqu'il faudrait précisément varier l'épaisseur du liquide examiné pour obtenir un vrai dosage spectral de l'*urobiline* et que, même avec notre cure urobilinimétrique, il serait nécessaire d'employer au moins 100 cc. d'urine pour voir facilement la raie δ de l'urobiline.

b. Procédé Denigès

Le procédé Denigès (1) consiste à isoler des pigments secondaires ou pathologiques de toute urine l'*urobiline* à dose plus ou moins normale au moyen d'une solution spéciale de sulfate mercurique préparée en : ajoutant à 100 cc. d'eau distillée 20 cc. d'acide sulfurique pur, puis 5 gr. d'oxyde mercurique qui se dissout, dans ces conditions, par simple agitation.

En ajoutant à un volume quelconque d'urine, 100 cc. par exemple, la moitié de son volume de la solution sulfate-mercurique spéciale précitée, soit 50 cc., il se forme un précipité qui, complet au bout de cinq à six minutes, peut être alors séparé par filtration.

On introduit le liquide résultant de la dite filtration dans une cure spectroscopique possédant une épaisseur de 2 centimètres ; et en diluant plus ou moins avec de l'eau distillée cette liqueur, on cherche à obtenir une intensité de la bande spectrale γ ainsi observée égale à celle donnée par une solution aqueuse-type d'*urobiline* pure.

Ce procédé est donc, en réalité, chimique, volumétrique et

(2) Denigès. — Cité par Hénocque, loc. cit. p. 31.

spectroscopique. Il est intéressant en ce sens qu'il sépare nettement l'*urobiline* de tous les autres pigments ; fait de haute importance quand il y a superposition urinaire des *pigments biliaires vrais* à l'*urobiline*, comme cela se présente dans l'ictère vrai.

Nous pouvons même ajouter que ce procédé nous semble dans ses résultats nettement trancher la question de l'*uromélanine normale !* L'*uromélanine* est, en effet, précipitable par le sulfate mercurique, d'où nous concluerons que les urines normales donnant nettement la bande γ de l'*urobiline* après addition du réactif de Denigès, ce n'est point par l'*uromélanine*, mais bien par l'*urobiline*, contrairement aux assertions de Schmitt déjà réfutées dans un autre sens précédemment, que la masse pigmentaire urinaire est constituée à l'état physiologique.

Quant au chiffre normal d'*uroérythrine* existant dans l'urine de 24 heures, nous croyons déjà avoir dit qu'il était des deux tiers de celui de l'*urobiline*, ce qui ferait donc $X = \frac{0{,}41 \times 2}{3} = 0$ gr. 27 par litre.

Autrement dit, un homme de poids moyen de 64 kilogs, élimine en 24 heures, 0 gr. 64 d'urobiline et 0 gr. 38 d'uroérythrine avec un volume urinaire moyen de 1472 cc.; ou encore un homme considéré comme sain élimine en 24 heures : 1 centigramme d'urobiline et $\frac{2}{3}$ de centigramme = 0 gr. 0066 d'uroérythrine par chaque kilog. de poids actif (coefficient biologique).

III ET IV

UROCHROME ET UROCHROMO-ÉRYTHRO-ROSÉINOGÈNE

Nous avons dit que toute urine à l'émission contenait comme pigments vrais de l'*urobiline* et de l'*urochrome* seulement, puis qu'après un certain laps de temps ce dernier corps disparaissait alors qu'apparaissait l'*uroérythrine*.

On pourrait donc dire que le dosage de l'*uroérythrine*,

formée au bout d'un temps égal à 24 heures, représente le dosage de l'*urochrome* initial, et que le procédé de dosage de l'*urochrome* est représenté par le procédé de dosage de l'*uroérythrine.*

Quant à son chromogène spécial, ou plus exactement au chromogène général de la série : l'*urochromo-érythro-roséinogène,* nous proposerons la méthode suivante pour son dosage.

Opérer comme l'a indiqué Schmitt (1) pour sa préparation ; ramener la solution au volume urinaire initial ; lui ajouter quelques gouttes d'acide azotique ; agiter, et procéder à l'examen spectral comme s'il s'agissait d'*uroérythrine* vraie au moyen de notre « uropigmentomètre. »

Le chiffre ainsi obtenu correspond à l'*urochromo-érythro-roséinogène* exprimé en *uroérythrine* ; et nous dirons de suite avoir obtenu une proportion de 0 gr. 70 par litre, c'est-à-dire une proportion un peu plus forte que la somme des pigments préexistants dans l'urine au moment de son émission : *urobiline* = 0,41, *urochrome* = 0,27, total = 0,68.

De fait, la recoloration à l'air des urines après défécation par l'acétate de plomb donne généralement une teinte plus foncée que la teinte primitive.

V ET VI

INDIGOGÈNE ET INDIRUBINOGÈNE

Amann a récemment décrit pour le dosage des *indoxyles* un procédé chimico-colorimétrique ayant pour base leur oxydation par les persulfates alcalins agissant en tant que « générateurs » d'ozone.

Le mode manipulatoire est le suivant :

A 20 cc. d'urine on ajoute quelques gouttes d'acide sulfurique pur, puis d'abord 5 cc. de chloroforme, puis enfin 5 cc. d'une solution de persulfate de sodium à 10 p. 100. On agite en retournant lentement le tube pendant quelques minutes, de

(1) SCHMITT. — Loc. cit. p. 21.

manière à diviser le chloroforme sans l'émulsionner. On laisse reposer, et on trouve, après séparation des deux couches liquides, le chloroforme teinté en bleu-violacé plus ou moins intense. La quantité relative des *indigos* ainsi formés est mesurée par comparaison avec des solutions titrées d'un mélange de ces deux isomères servant d'étalons.

C'est donc un procédé chimico-colorimétrique qui, nous ne craignons pas de le dire, donne de bons résultats pratiques.

On pourrait à la rigueur le modifier de deux façons différentes. L'une, à peu près analogue, consisterait à comparer le liquide obtenu, dilué de chloroforme jusqu'à obtention d'une teinte type de titre connu dans une burette graduée et de même épaisseur que le « tube-témoin » mesurant le nouveau volume ainsi formé ; l'estimation de ces chromogènes deviendrait ainsi chimico-volumétro-colorimétrique. L'autre, chimico-spectroscopique, aurait pour base la détermination de l'épaisseur minima de solution chloroformique des isomères indigotiques nécessaire à l'apparition de leurs raies spectrales caractéristiques après action de l'acide chlorhydrique.

Ce dernier procédé est plutôt théorique en recherches physiologiques, car nous n'avons pu, avec les urines normales, même en employant un litre de liquide pour cette détermination obtenir nettes les bandes spectrales pour les solutions chloroformiques ; mais les urines des sujets soumis au régime « albuminé » exclusif les donnaient facilement.

Personnellement nous ne considérons les *indoxyles* que comme existants à l'état de traces dans l'urine normale ; Jaffé (1), d'un côté et Neubauer et Vogel (2), de l'autre donnent d'ailleurs des chiffres, concordants et moyens, de 0 gr. 0125 par litre d'urine, soit de véritables traces.

Quoiqu'il en soit de ce détail, nous pouvons, croyons-nous, résumer ce chapitre en disant : qu'en général, les procédés

(1) Jaffé. — Cité par Mac-Münn., loc. cit., p. 97.

(2) Neubauer et Vogel. — Cités par Hénocque, loc. cit., p. 45.

spectroscopiques et en particulier ceux préconisés par Gautrelet — que nous étudierons en détail au chapitre suivant, — peuvent s'appliquer à la docimasie de tous les pigments ou chromogènes urinaires puisque nous avons montré qu'ils donnent des résultats plus ou moins directs avec :

L'*urobiline*, l'*uroérythrine*, l'*urochrome*, l'*urobilinogène*, l'*urochromo-érythro-roséinogène* pour les urines considérées comme normales; et l'*indigogène* comme l'*indirubinogène* pour les urines pathologiques et extra-physiologiques par hygiène alimentaire spéciale.

Quant à la recherche des matières colorantes urinaires anormales, nous ne croyons pas avoir à l'exposer ici ; tout d'abord parce que la question sort du programme que nous nous sommes tracé pour cette thèse ; ensuite parce que tout le monde peut se rendre compte que, pour cette qualification, il ne s'agit que — soit directement pour le sang, soit après avoir opéré la réaction de Gmelin pour les pigments biliaires, soit après avoir réagi d'après la méthode de Pettenkofer pour les acides biliaires, — de trouver l'épaisseur de liquide convenable à l'obtention de leurs raies, bandes, nappes ou plages d'absorption spectrale, et que l'uropigmentomètre-Gautrelet par la fixité de son dispositif optique aussi bien que par le jeu d'épaisseurs considérables qu'il offre pour le liquide à observer, semble se prêter mieux que tout autre appareil à cette détermination.

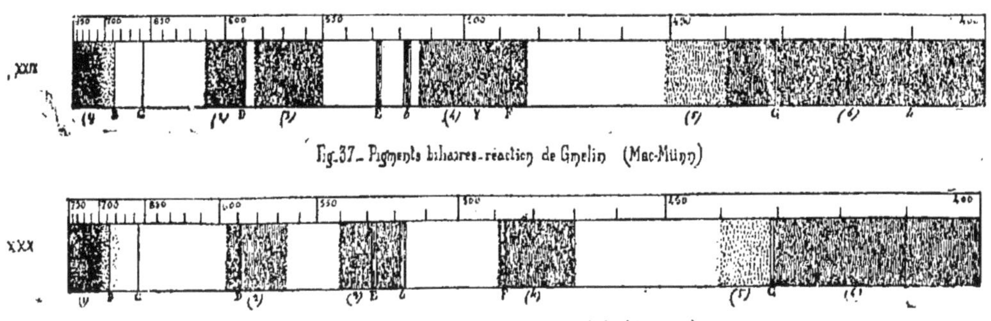

Fig. 37. — Pigments biliaires-réaction de Gmelin (Mac-Münn)

Fig. 38. — Acides biliaires réaction de Pettenkofer (Mac-Münn)

DEUXIÈME PARTIE

Recherches personnelles et Applications

CHAPITRE V

Méthode, appareil et procédés de l'auteur pour le dosage de l'urobiline et de l'uroérythrine urinaires.

I

Historique des procédés spectroscopiques directs de dosage de l'urobiline

La docimasie spectroscopique directe, c'est-à-dire pratique, des pigments urinaires normaux repose essentiellement sur l'emploi des spectroscopes à cuves d'épaisseur variable.

Le premier en date de ces appareils est celui d'Hoffmann (1), dont Moitessier (2), a fait connaître en France la description en 1879; on peut en dire que ce n'est point, en somme, un appareil vrai, puisqu'il ne se compose en réalité que d'un « dispositif » permettant l'éclairage du liquide urinaire placé dans un « vase à saturation » et que l'on examine au moyen

(1) Hoffmann. — Loc. cit.

(2) Moitessier Eléments de physique appliquée à la médecine et à la physiologie. G. Masson, 1879, p. 257.

d'un spectroscope à vision directe tenu verticalement à la main dans l'urine elle-même ; néanmoins ce « dispositif » implique forcément l'idée du « spectroscope à immersion » qui devait donner des résultats définitif dans ce sens.

Ce « dispositif » ne fut que peu modifié dans « le spectroscope à épaisseurs variables » proposé dans le même but en 1893 par Yvon (1), et qui ne diffère du précédent que par la fixation du spectroscope à une potence mobile.

Entre temps, Hénocque avait tout d'abord fait construire un flacon prismatique non-gradué, où il introduisait l'urine filtrée et sur les bords duquel il appuyait horizontalement son hématospectroscope.

Entre temps encore, le « flacon prismatique » d'Hénocque avait été remplacé par Gautrelet (2), par une cuve prismatique et graduée de dimensions bien supérieures à celles du flacon d'Hénocque, permettant donc la recherche des pigments urinaires en dilution supérieure: c'est la cuve urobilinimétrique au moyen de laquelle Gautrelet a procédé pendant huit années aux diverses recherches énoncées en ses publications antérieures à 1894.

En 1890, c'est-à-dire toujours avant le spectromètre d'Yvon, Hénocque (3) avait adopté un « urospectroscope » dans lequel une cuve mobile — où l'urine filtrée était introduite — se déplaçait au moyen d'une crémaillière au-dessous d'un spectroscope de Janssen (4) et au-dessus d'un miroir: le spectroscope de Janssen étant enfoncé dans une gaîne cylindrique en verre dont le fond limitait — avec le fond de la cuve mobile — les épaisseurs du liquide urinaire à observer : cette limitation d'épaisseur étant indiquée par une graduation spéciale inscrite sur les parois de la cuve mobile. L'appareil était complété par un prisme à réflexion disposé au-dessus du spectroscope et

(1) Yvon. — Cité par Hénocque, loc. cit., p. 127.

(2) E. Gautrelet. — Technologie de l'urobiline. Revue mal. nut., 1896, p. 86.

(3) Hénocque. — Loc. cit., p. 129.

(4) Janssen. — Spectroscope à vision directe. C. R. Acad. Sciences 1862, t. LV.

permettant d'y examiner dans une direction horizontale de visée les bandes d'absorption des liquides introduits dans la cuve mobile, dont la hauteur — très élevée — pouvait donner jusqu'à 10 centimètres d'écartement entre son fond et le fond de la gaine du spectroscope.

En 1896, Gautrelet (1), dans le but de donner plus de précision à l'appréciation des épaisseurs de liquide urinaire employées dans les examens spectroscopique, a disposé un spectroscope à immersion et à épaisseurs variables dans lequel la mensuration de l'épaisseur se fait sur un disque qui sert de pied au spectroscope et qui présente des divisions auxquelles correspondent des quantités relatives d'*urobiline* et d'*uroérythrine* calculées et indiquées en des tables de concordance.

A citer encore, pour être complet, l'appareil dit « hématospectroscope » et dû à Maurice de Thierry (2). Il est disposé pour examiner les liquides en un tube analogue à ceux servant à l'analyse polarimétrique, permet de porter à 50 centimètres, et même au-delà au besoin, les épaisseurs des solutions pigmentaires soumises à l'étude spectrale : on pourra, dans le cas de recherches exceptionnellement délicates, utiliser ce dernier modèle de spectroscope à épaisseur variable.

II

UROPIGMENTOMÈTRE-GAUTRELET

A. — Disposition primitive

L' « urobilinimètre » ou, d'une façon plus générale, l' « uropigmentomètre » de Gautrelet — puisque nous allons voir qu'il sert : 1° au dosage des pigments urinaires normaux :

(1) E. Gautrelet. — Technologie de l'urobiline. Rev. mal. nut., 1896, p. 88.

(2) Maurice de Thierry. — Hématrospectroscope comparateur. C. R. Acad. Sciences.

urobiline et *uroérythrine;* 2° à la recherche des autres matières anormalement susceptibles de colorer l'urine ; — se compose d'un spectroscope à vision directe, ou spectroscope de Janssen

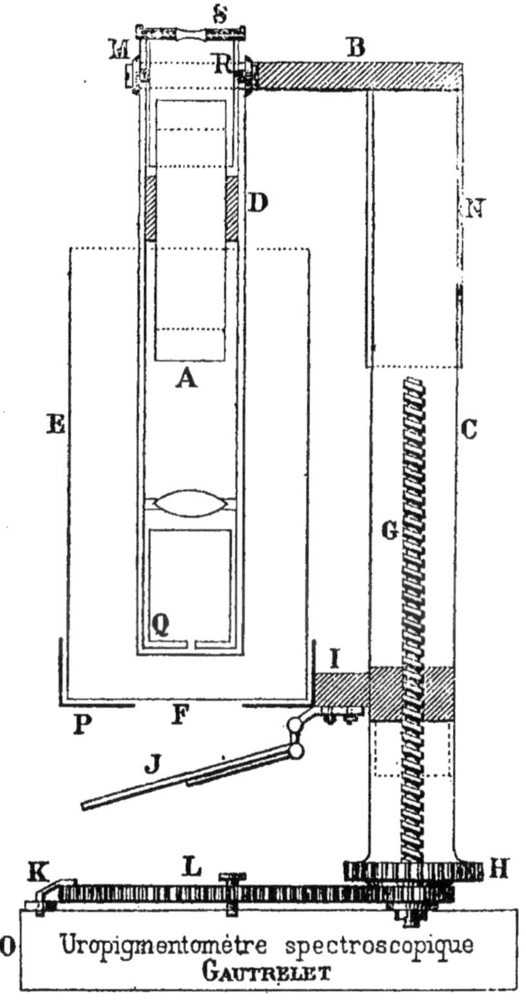

A, à fente variable par mouvement d'un dispositif Q, à corps supérieur R à tirage et à œilleton S horizontal, monté d'une manière analogue à celle d'un microscope, c'est-à-dire porté à l'extrémité d'une potence B, soutenue par une tige verticale C, elle-même consolidée par deux armatures latérales.

Ce spectroscope est enveloppé dans sa portion inférieure,

c'est-à-dire diaphragmatique, par une sorte de manchon de verre D fermé à sa partie inférieure par une rondelle à faces bien planes et bien parallèles.

Le tout plonge dans une cuve en verre E, à fond formé d'une glace à faces parallèles comme celle du manchon protecteur du spectroscope, indépendante et soutenue par une plaque P percée en son centre d'un trou d'éclairage F, cuve enfin mobile en hauteur au moyen d'une vis sans fin G noyée dans la tige verticale de l'appareil que fait mouvoir un bouton de rappel molleté H placé à la base de la tige centrale.

De plus : 1° l'appendice I supportant la cuve porte un miroir J servant de réflecteur pour la lumière ; 2° le bouton molleté, en faisant mouvoir la vis sans fin, entraîne aussi, en face d'un repère K, un grand disque L portant des divisions qui, au moyen d'une table spéciale, indiquent de suite, sans calcul, les chiffres soit d'urobiline, soit d'uroérythrine, par litre d'urine examinée ; 3° le spectroscope et son enveloppe (fixés l'un et l'autre au moyen d'un double pas de vis M à la potence) peuvent être retirés (en bloc ou isolément) de l'appareil — pour le nettoyage de la cuve ou de l'enveloppe du spectroscope — n'étant fixés à la tige centrale qu'au moyen d'une glissière N et à frottement doux ; 4° enfin le tout est supporté par un socle O assurant la stabilité de l'ensemble de l'appareil.

La distance comprise entre les fonds de la cuve à urine et de l'enveloppe protectrice du spsctroscope en son plus grand écartement — soit un tour complet du disque mensurateur — est de 0 m. 084 en total, ce qui donne 0 m. 00042 ou encore 0 mm. 42 pour une division, puisque le disque mensurateur est lui-même fractionné en 200 divisions.

La technique opératoire des dosages de l'*urobiline* et de l'*uroérythrine*, au moyen de l'uropigmentomètre Gautrelet, est la suivante :

1° Dévisser le spectroscope de la potence et le diriger vers une surface vivement éclairée par la lumière solaire diffuse ;

2° Et, mettant l'œil à l'œilleton d'abord, régler la fente du spectroscope en tournant le bord molleté à ce approprié de façon à donner un éclairage convenable, c'est-à-dire de façon à permettre d'apercevoir nettement l'ensemble des raies de Frauenhofer ;

3° Revisser le spectroscope ;

4° Diriger convenablement le miroir de manière à obtenir le meilleur éclairage possible ;

5° S'assurer par le tirage plus ou moins réduit du corps supérieur du spectroscope que l'on est bien au point ;

6° Tourner le bouton molleté de la tige centrale, et amener au zéro de la graduation le disque enregistreur ;

7° Remplir la cuve d'urine préalablement acidifiée de façon à ce que l'acidité corresponde à 5 gr. d'acide phosphorique pour 100 cc., puis filtrée et ainsi rendue bien claire ;

8° Replacer l'œil à l'œilleton du spectroscope et faire mouvoir le bouton molleté de la tige centrale de façon à faire descendre la cuve, c'est-à-dire de façon à créer entre le fond de la cuve et la plaque inférieure de l'enveloppe du spectroscope des épaisseurs diverses de liquide urinaire ;

9° S'arrêter pour la lecture du chiffre correspondant à l'UROBILINE au moment où — tout en voyant toujours bien l'ensemble des raies de Frauenhofer — l'on a obtenu dans le vert-bleu l'apparition de *deux bandes obscures : b* (de Frauenhofer) et γ (de l'urobiline), — cette dernière du côté du violet par rapport à *b*, — bien nettes et franchement séparées par un espace clair et brillant ; [voir 2e planche spectrale, le spectre XIV de l'urobiline en solution acide (Lefèvre)].

10° Continuer à abaisser la cuve à urine en faisant encore mouvoir le bouton molleté de la tige centrale, et s'arrêter pour la lecture du chiffre correspondant à l'UROÉRYTHRINE au moment où apparaissent *deux bandes obscures* situées : l'une u' du côté du rouge par rapport à la raie D (de Frauenhofer), à la limite de l'orangé et du jaune, l'autre u'' du côté du violet toujours par rapport à la même raie D (de Frauenhofer), dans le jaune : *ces deux bandes étant séparées franchement l'une et l'autre de la raie D par un espace clair et brillant ;* [voir 4e planche spectrale, le spectre de l'uroérythrine (Gautrelet)].

11° Lire à la table ci-jointe, en correspondance des chiffres respectivement trouvés au disque enregistreur, soit pour l'*urobiline*, soit pour l'*uroérythrine*, les poids de ces corps existant dans l'urine examinée : poids donnés directement en grammes et fractions de grammes par litre de liquide.

1re TABLE DE CONCORDANCE DE L'UROPIGMENTOMÈTRE-GAUTRELET
(Épaisseurs en divisions urobiline et uroérythrine en grammes)

Divisions	UROBILINE en grammes par litre	UROÉRY-THRINE en grammes par litre	Divisions	UROBILINE en grammes par litre	UROÉRY-THRINE en grammes par litre	Divisions	UROBILINE en grammes par litre	UROÉRY-THRINE en grammes par litre
	gr.	gr.		gr.	gr.		gr.	gr.
1	15. »	10. »	31	0.82	0.37	61	0.38	
2	11.30	6. »	32	0.80	0.35	62	0.37	0.19
3	8.22	3.50	33	0.78	0.34	63	0.36	
4	6.50	2.75	34	0.76	0.33	65	0.35	0.18
5	5.28	2.25	35	0.74	0.32	67	0.34	
6	4.40	1.92	36	0.72	0.31	69	0.33	
7	3.62	1.62	37	0.70	0.30	71	0.32	0.17
8	3.34	1.38	38	0.68		73	0.31	
9	2.97	1.23	39	0.66	0.29	76	0.30	
10	2.54	1.10	40	0.64		79	0.29	0.16
11	2.28	0.98	41	0.62	0.28	82	0.28	
12	2.04	0.89	42	0.60		85	0.27	
13	1.84	0.81	43	0.58	0.27	88	0.26	0.15
14	1 66	0.76	44	0.56		91	0.25	
15	1.50	0.72	45	0.54	0.26	94	0.24	
16	1.37	0.69	46	0.53		98	0.23	0.14
17	1.26	0.66	47	0.52	0.25	102	0.22	
18	1.16	0.63	48	0.51		106	0.21	
19	1.07	0.61	49	0.50	0.24	111	0.20	0.13
20	1.04	0.59	50	0.49		116	0.29	
21	1.02	0.57	51	0.48	0.23	121	0.18	
22	1. »	0.55	52	0.47		127	0.17	0.12
23	0.98	0.53	53	0.46	0.22	133	0.16	
24	0.96	0.51	54	0.45		142	0.15	
25	0.94	0.49	55	0.44	0.21	152	0.14	0.11
26	0 92	0.47	56	0.43		163	0.13	
27	0.90	0.45	57	0.42		174	0.12	
28	0 88	0.43	58	0.41	0.20	186	0.11	0.10
29	0.86	0.41	59	0.40		200	0.10	
30	0.84	0.39	60	0.39	0.19			

Telles sont la description et la technique d'emploi de notre appareil primitif.

B. — Nouvelle Disposition

Le modèle que nous présentons à l'occasion de cette thèse offre sur le précédent les modifications suivantes :

1° Dans le but d'assurer la fixité de l'éclairage, le miroir, au lieu d'être mobile avec la cuve à urine, est monté sur le centre du disque mensurateur au moyen d'un ajustage coudé. Il est placé plus loin du fond de la cuve à urine, ce qui permet de mieux prendre la lumière ;

2° De plus, ce miroir est à double face : l'une plane, l'autre concave ;

3° A l'effet de garantir la fente du spectroscope contre toute modification involontaire de sa largeur, le réglage par rotation a été remplacé par une vis sur laquelle on ne peut agir qu'au moyen d'un « tourne-vis » ;

4° Afin de faciliter le démontage de l'appareil, pour le réglage du spectroscope, la vis reliant le spectroscope à son enveloppe protectrice a été remplacée par une double baïonnette, garantissant la position exacte du spectre par rapport à l'ensemble de l'appareil ;

5° Afin d'améliorer la visibilité des raies de Frauenhofer, la dispersion a été augmentée par les moyens usités en optique, en même temps que l'on remplaçait la lunette de Galilée par le dispositif optique d'une lunette astronomique ;

6° Cette dernière modification mettant en œuvre un oculaire positif a permis l'intercalation d'un diaphragme oculaire portant des fils d'araignée occupant la place de raies déterminées du spectre solaire.

On arrive ainsi à remplacer — et même avantageusement au point de vue de l'égalité de l'intensité lumineuse — la lumière solaire par toute autre lumière — toujours la même, bien entendu, pour le même observateur — donnant un spectre continu, tout en conservant les mêmes repères.

On peut se contenter de trois fils placés respectivement : l'un à la raie D des deux côtés de laquelle apparaissent les raies u' et u'' de l'uroérythrine ; le second à la raie *b*, le troisième à la raie F, puisque c'est entre b et F que se place la raie γ de l'urobiline en solution acide ;

7° On a d'ailleurs combiné la dispersion du prisme, de manière que tout le champ de l'oculaire soit employé par la partie du spectre où se manifestent les indications utiles,

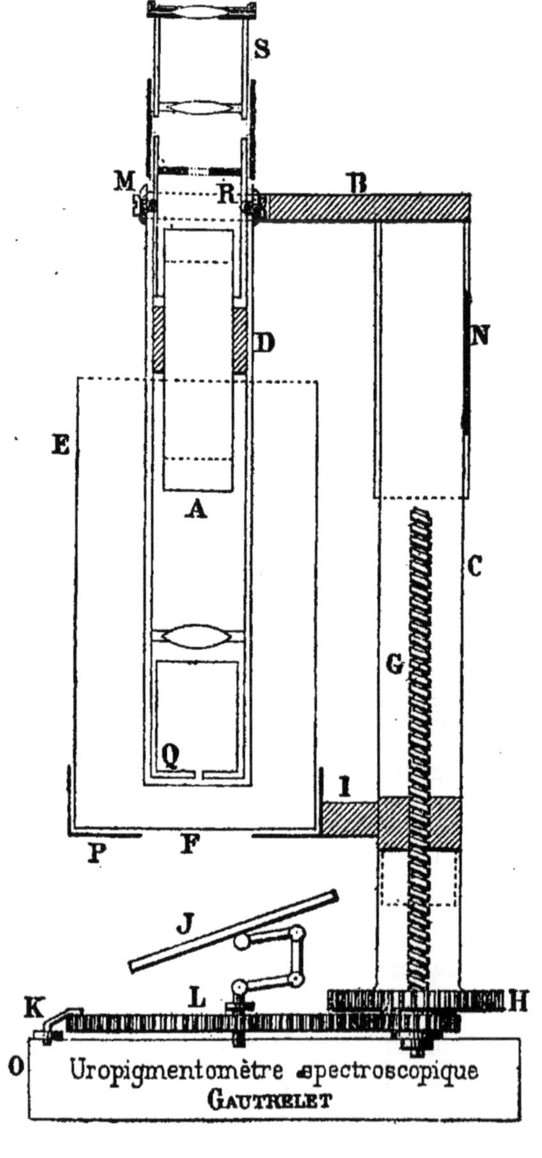

c'est-à-dire celle comprise du commencement du rouge au commencement du bleu ;

8° Le bouton molleté mettant en marche la cuve à urine a été augmenté de diamètre de façon à rendre l'instrument maniable avec moins d'effort et, pas conséquent, avec plus de précision.

L'appareil, ainsi établi (1), a été repéré expérimentalement pour les chiffres d'*urobiline* et d'*uroérythrine* inscrits à la précédente table de concordance. Quant à la correspondance des chiffres des divisions avec les épaisseurs de liquide examiné, nous ajouterons qu'une épaisseur de 0 m 00042 = 0 mm 42, par unité de division de son disque enregistreur, sépare le fond des deux cuves, ce qui, pour l'ensemble des 200 divisions du dit disque enregistreur, donne les chiffres compris au tableau figurant à la page suivante.

⁂

(1) Les deux modèles d'Uropigmentomètre-Gautrelet ont été construits par M. Chabaud, à qui nous sommes heureux de pouvoir adresser ici l'expression de nos remerciments pour les bons soins dont il a bien voulu entourer la construction de nos appareils. La partie optique de ce dernier modèle a été confiée à M. Pellin

2e TABLE DE CONCORDANCE DE L'UROPIGMENTOMÈTRE-GAUTRELET

(Épaisseurs en divisions — Épaisseurs en millimètres)

Divisions	Épaisseurs en millimètres	Divisions	Épaisseurs en millimètres	Divisions	Épaisseurs en millimètres	Divisions	Épaisseurs en millimètres	Divisions	Épaisseurs en millimètres
1	0.42	41	17.22	81	34.02	121	50.82	161	67.62
2	0.84	42	17.64	82	34.44	122	51.24	162	68.04
3	1.26	43	18.06	83	34.86	123	51.66	163	68.46
4	1.68	44	18.48	84	35.28	124	52.08	164	68.88
5	2.10	45	18.90	85	35.70	125	52.50	165	69.30
6	2.52	46	19.32	86	36.12	126	52.92	166	69.72
7	2.94	47	19.74	87	36.54	127	53.34	167	70.14
8	3.36	48	20.16	88	36.96	128	53.76	168	70.56
9	3.78	49	20.58	89	37.38	129	54.18	169	70.98
10	4.20	50	21.00	90	37.80	130	54.60	170	71.40
11	4.62	51	21.42	91	38.22	131	55.02	171	71.82
12	5.04	52	21.84	92	38.64	132	55.44	172	72.24
13	5.46	53	22.26	93	39.06	133	55.86	173	72.66
14	5.88	54	22.68	94	39.48	134	56.28	174	73.08
15	6.30	55	23.10	95	39.90	135	56.70	175	73.50
16	6.72	56	23.52	96	40.32	136	57.12	176	73.92
17	7.14	57	23.94	97	40.74	137	57.54	177	74.34
18	7.56	58	24.36	98	41.16	138	57.96	178	74.76
19	7.98	59	24.78	99	41.58	139	58.38	179	75.18
20	8.40	60	25.20	100	42.00	140	58.80	180	75.60
21	8.82	61	25.62	101	42.42	141	59.28	181	76.02
22	9.24	62	26.04	102	42.84	142	59.64	182	76.44
23	9.66	63	26.46	103	43.26	143	60.06	183	76.86
24	10.08	64	26.88	104	43.68	144	60.48	184	77.28
25	10.50	65	27.30	105	44.10	145	60.90	185	77.70
26	10.92	66	27.72	106	44.52	146	61.32	186	78.12
27	11.34	67	28.14	107	44.94	147	61.74	187	78.54
28	11.76	68	28.56	108	45.36	148	62.16	188	78.96
29	12.18	69	28.98	109	45.78	149	62.58	189	79.38
30	12.60	70	29.40	110	46.20	150	63.00	190	79.80
31	13.02	71	29.82	111	46.62	151	63.42	191	80.22
32	13.44	72	30.24	112	47.04	152	63.84	192	80.64
33	13.86	73	30.66	113	47.46	153	64.26	193	81.06
34	14.28	74	31.08	114	47.88	154	64.68	194	81.48
35	14.70	75	31.50	115	48.30	155	65.10	195	81.90
36	15.12	76	31.92	116	48.72	156	65.52	196	82.32
37	15.54	77	32.34	117	49.14	157	65.94	197	82.74
38	15.96	78	32.76	118	49.56	158	66.36	198	83.16
39	16.38	79	33.18	119	49.98	159	66.78	199	83.58
40	16.80	80	33.60	120	50.40	160	67.20	200	84.00

3° TABLE DE CONCORDANCE DE L'UROPIGMENTOMÈTRE-GAUTRELET

(Épaisseurs en millimètres — Urobiline et uroérythrine en grammes)

ÉPAISSEURS en millimètres	UROBILINE par litre	UROÉRYTHRINE par litre	ÉPAISSEURS en millimètres	UROBILINE par litre	UROÉRYTHRINE par litre	ÉPAISSEURS en millimètres	UROBILINE par litre	UROÉRYTHRINE par litre
0.42	15.00	10.00	13.02	0.82	0.37	25.62	0.38	
0.84	11.30	6.00	13.44	0.80	0.35	26.04	0.37	0.19
1.26	8.22	3.50	13.86	0.78	0.34	26.46	0.36	
1.68	6.50	2.75	14.28	0.76	0.33	27.30	0.35	0.18
2.10	5.28	2.25	14.70	0.74	0.32	28.14	0.34	
2.52	4.40	1.92	15.12	0.72	0.31	28.98	0.33	
2.94	3.62	1.62	15.54	0.70	0.30	29.32	0.32	0.17
3.36	3.34	1.38	15.96	0.68	0.29	30.66	0.31	
3.78	2.97	1.23	16.38	0.66		31.92	0.30	
4.20	2.54	1.10	16.80	0.64	0.28	33.18	0.29	0.16
4.62	2.28	0.98	17.22	0.62		34.44	0.28	
5.04	2.04	0.89	17.64	0.60	0.27	35.70	0.27	
5.46	1.84	0.81	18.06	0.58		36.96	0.26	0.15
5.88	1.66	0.76	18.48	0.56	0.26	38.22	0.25	
6.30	1.50	0.72	18.90	0.54		39.48	0.24	
6.72	1.37	0.69	19.32	0.53	0.25	41.16	0.23	0.14
7.14	1.26	0.66	19.74	0.52		42.84	0.22	
7.56	1.16	0.63	20.26	0.51	0.24	44.52	0.21	
7.98	1.07	0.61	20.58	0.50		46.62	0.20	0.13
8.40	1.04	0.59	21.00	0.49	0.23	48.72	0.19	
8.82	1.02	0.57	21.40	0.48		50.82	0.18	
9.24	1.00	0.55	21.84	0.47		53.34	0.17	0.12
9.66	0.98	0.53	22.26	0.46	0.22	55.86	0.16	
10.08	0.96	0.51	22.68	0.45		59.64	0.15	
10.50	0.94	0.49	23.10	0.44	0.21	63.84	0.14	0.11
10.92	0.92	0.47	23.52	0.43		68.46	0.13	
11.34	0.90	0.45	23.94	0.42		73.08	0.12	
11.76	0.88	0.43	24.36	0.41	0.20	78.12	0.11	0.10
12.18	0.86	0.41	24.78	0.40		84.00	0.10	
12.60	0.84	0.39	25.20	0.39	0.19			

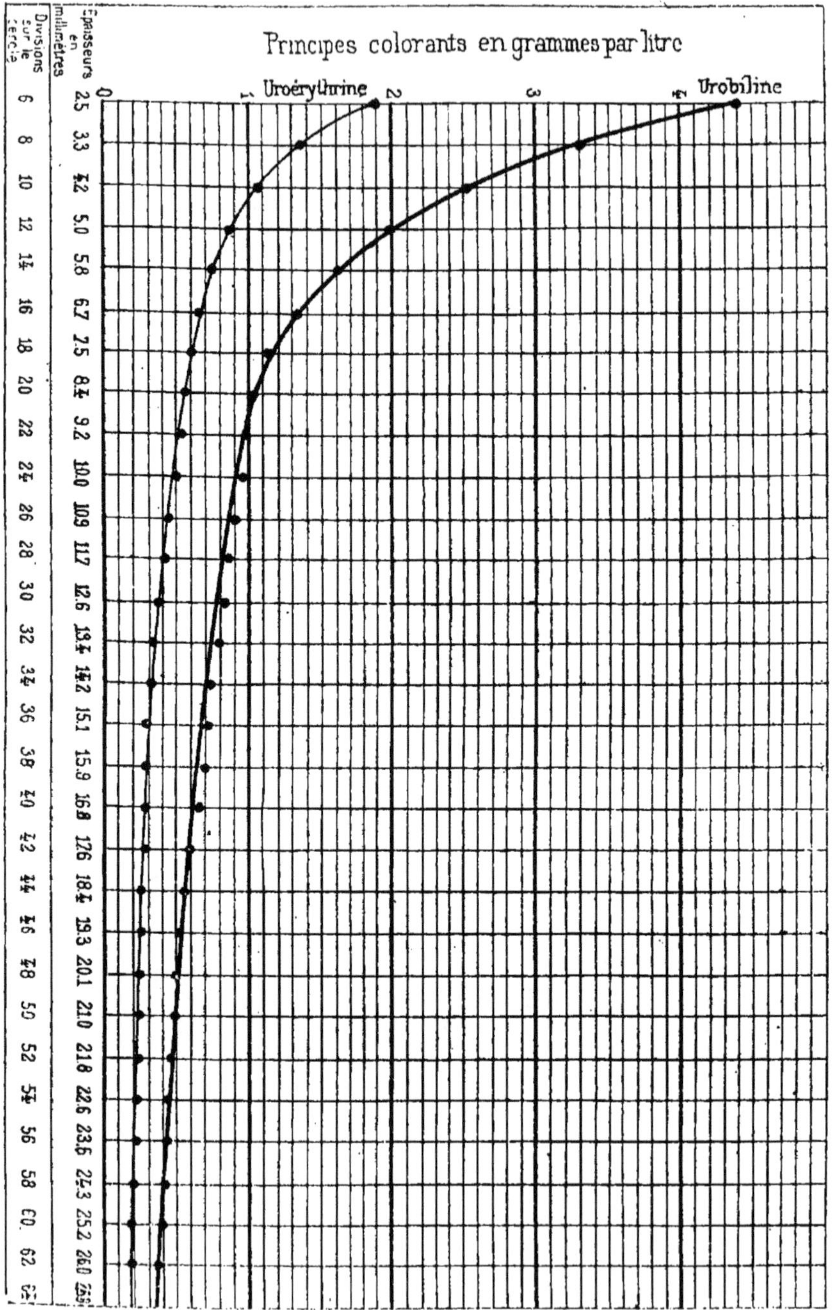

N. B. — Par suite d'un défaut de gravure, les virgules (séparant les unités en millimètres de leurs décimales dans la colonne des « épaisseurs » de ce graphique) sont peu apparentes. Nous prions de vouloir bien les rétablir correctement par la pensée et ainsi lire : 2mm,5 — 3mm,3 — 4mm,2, etc., etc., ou bien si l'on prend l'ensemble des chiffres exprimés pour unité de lecture, les compter en dixièmes de millimètre, soit alors : 25 dixièmes de millimètre — 33 dixièmes de millimètre, etc., etc.

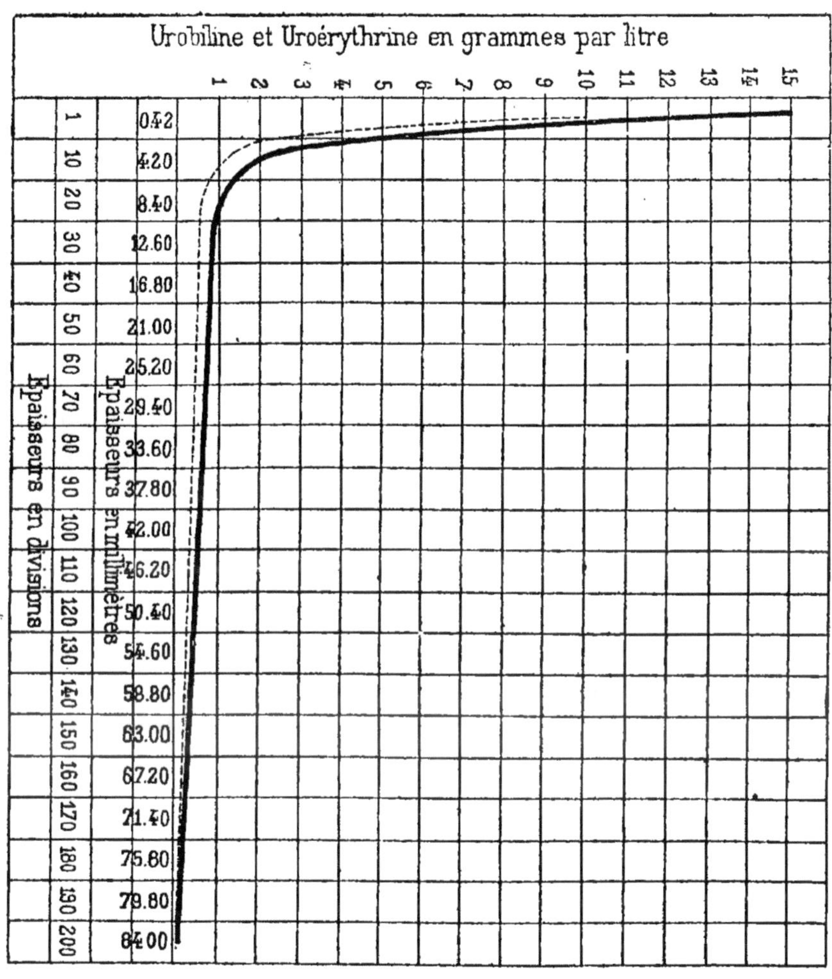

***

Remarque générale sur la relation entre le titre des solutions colorées et l'épaisseur traversée par la lumière.

On remarquera que, dans les tables précédentes de concordance de notre Uropigmentomètre :

1° Les chiffres donnant la richesse soit en *urobiline* soit en *uroérythrine* ne sont, tout d'abord, pas les mêmes pour une même épaisseur d'urine ;

2° Que les chiffres de chacune des deux séries pigmentaires ne sont pas entre eux dans les conditions d'une progression arithmétique — ainsi qu'on pourrait s'y attendre d'après la progression arithmétique constituant la graduation de l'écartement des deux surfaces limitant le liquide à examiner, — mais que ces chiffres sont entre eux dans les conditions d'une loi *spéciale à chacun des deux pigments en question* : cela fait d'ailleurs rentrer les conditions de l'absorption par ces pigments urinaires dans la manière d'être générale des pouvoirs colorants.

C'est ce qui résulte de la série d'expériences spectroscopiques suivante effectuée, tant à l'aide de notre uropigmentomètre lui-même, qu'au moyen du grand spectroscope dont j'ai déjà parlé sur des solutions de plusieurs sortes de matières colorantes solubles.

Si nous remplissons la cuve de l'uropigmentomètre de diverses solutions colorées, nous observons :

I. — Que, pour obtenir l'apparition, avec une netteté déterminée, de bandes, nappes, ou raies d'absorption différentes, il faut des épaisseurs différentes pour un même titre de matières colorantes différentes :

Par exemple :

A. — Sirop de Violettes.

a. — Avec le *sirop de violettes dilué dans la proportion de 20 parties pour 80 parties d'eau et acidifié* avec 1 cc. p. 100 de $S\,O^4\,H$ à 1/10, la bande spectrale correspondant à l'intervalle compris entre $\lambda = 530$ et $\lambda = 600$ exige une épaisseur de liquide correspondant à 56 divisions du disque mensurateur de l'uropigmentomètre., soit $23^{mm}\,52$;

b. — Avec le même *sirop de violettes acalinisé par 1 cc. pour 100 de soude caustique* à 1/10e, la bande spectrale allant de l'extrémité du spectre du côté du rouge juqu'à $\lambda = 680$, de même que celle absorbant l'extrémité spectrale dans le sens du bleu, jusqu'à $\lambda = 520$, demandent seulement une épaisseur correspondant à 39 divisions $=$ $16^{mm}\,38$.

B. — Teinture de Campêche.

a. — Pour la *teinture de campêche* diluée de 4 fois son volume d'eau et *acidifiée* par 1 cc. p. 100 de SO^4H, les absorptions latérales du côté du rouge à partir de $\lambda = 655$, et du côté du bleu à partir de $\lambda = 530$, s'obtiennent avec une épaisseur de liquide mesurée par 11 divisions, soit $4^{mm}62$;

b. — La même *teinture de campêche neutre* absorbe le spectre du côté du rouge, à partir de $\lambda = 665$, et du côté du bleu à partir de $\lambda = 600$, sous une épaisseur de 20 divisions c'est-à-dire $8^{mm}40$;

c. — La même *teinture de campêche alcalinisée* par 1 cc. p. 100 de *potasse caustique* à 1/10e, offre la large nappe spectrale comprise entre $\lambda = 490$ et $\lambda = 580$, avec une faible épaisseur de seulement 4 divisions qui valent $1^{mm}68$.

C. — Teinture de Tournesol.

a. — La *teinture de tournesol* étendue de 9 fois son volume d'eau et *neutre*, montre une bande allant de $\lambda = 570$ à $\lambda = 660$, et une absorption latérale, dans le sens du rouge, avec 21 divisions, c'est-à-dire avec $8^{mm}82$;

b. — A la même *teinture de tournesol acidifié* par 1 cc. p. 100 de SO^4H à 1/10e, il ne faut que 15 divisions soit $6^{mm}30$ pour lui faire présenter la très large mais très faible absorption latérale du côté du bleu, se repérant par $\lambda = 590$;

c. — Tandis que la bande caractéristique de la même *teinture de tournesol alcalinisée* par 1 cc. p. 100 de *potasse* à 1/10e est comprise entre $\lambda — 580$ et $\lambda = 640$ et s'obtient, en même temps que l'extinction totale du spectre dans le sens du rouge, à partir de $\lambda = 660$ et l'absorption d'ensemble par un simple « flou » de tout l'autre côté du spectre, par le chiffre relativement minime de 7 divisions, autrement dit $2^{mm}94$.

D. — Alizarine,

a. — Pour la *solution aqueuse et ammoniacale d'alizarine* à 0,50 p. 100, les absorptions latérales, franche et nette dans le sens du rouge, à partir de $\lambda = 660$, et faible et en dégradé dans le sens du bleu, à partir de $\lambda = 630$, s'obtiennent avec à peine 3 divisions, donc tout au plus $1^{mm}26$;

b. — De la *solution d'alizarine dans l'alcool éthylique* au même titre de 0.50 p. 100 il faut au contraire 31 divisions $= 13^{mm}$ 02 pour obtenir les absorptions latérales simultanées et nettes du côté du rouge, à partir de $\lambda = 660$ et, du côté du bleu, à partir de $\lambda = 640$.

E. — Acide rosolique.

a. — Une *solution hydro-alcoolique d'acide rosolique* à 1 p. 100 laisse voir les absorptions latérales du spectre dans le sens du rouge à partir de $\lambda = 690$ et, dans le sens du bleu, à partir de $\lambda = 580$, dès l'épaisseur de 10 divisions, soit 4^{mm} 20.

F. — Éosine.

a. — Le *soluté d'éosine dans l'alcool éthylique* à 1 p. 100 montre les absorptions latérales doubles du côté du rouge, avec le repère de $\lambda = 680$ et, du côté du bleu, avec le point de départ à $\lambda = 580$, avec seulement 5 divisions, soit 2^{mm} 10.

G. — Acide picrique.

a. — *L'acide picrique en solution aqueuse* à 1 p. 100 donne une absorption latérale du côté bleu à partir de $\lambda = 490$ pour 15 divisions, autrement dit 6^{mm} 30.

H. — Vert malachite.

a. — Le *vert malachite en solution alcoolique éthylique* à 1 p. 1000 présente la double absorption latérale : dans le sens du rouge à partir de $\lambda = 720$ et, dans le sens du bleu, à partir de $\lambda = 570$, avec 18 divisions qui équivalent à 7^{mm} 56.

I. — Fuschine.

a. — Pour *la fuschine,* dans les mêmes conditions de solution et de titre, il y a extinction complète du spectre du côté du bleu, à partir de $\lambda = 580$, avec 6 divisions, soit 2^{mm} 52.

J. — Bleu de Kühne.

a. — Avec le *bleu de Khüne,* toujours au même titre, mais en *solution hydro-alcoolique,* il ne faut plus que 3 divisions soit 1^{mm} 26 pour voir se manifester : une nappe floue du côté du bleu, comprise entre $\lambda = 560$ et $\lambda = 640$, une bande nette entre $\lambda = 665$ et $\lambda = 680$, et l'extinction du spectre du côté du rouge à partir de $\lambda = 720$.

K. — Phénolpthaléine.

q. — Une *dissolution aqueuse et sodique de phénolpthaléine* à 2 p. 100 présente une nappe nette incluse entre $\lambda = 510$ et $\lambda = 600$, avec 7 divisions $= 2^{mm}$ 94.

L. Bleu Coupier.

r. — Le *bleu Coupier étendu* à 1 p. 100 offre, dès 15 divisions, soit 6^{mm} 30, tant une absorption latérale du côté du rouge et très nette à partir de $\lambda = 690$ qu'un « flou » de l'ensemble du spectre plus spécialement rehaussé entre $\lambda = 500$ et $\lambda = 520$, sous forme d'une petite bande d'ombre supplémentaire.

II. — Que pour obtenir l'apparition nette des raies, bandes ou nappes spectrales de chacune des substances pigmentaires précitées, il faut des épaisseurs de liquide en progression spéciale pour des titres colorants en augmentation arithmétique.

Deux exemples vont établir cette donnée d'une façon simple :

a. — Pour le manganate neutre de potassium :

1° la *solution à 1 p. 100* demande 2 divisions de l'Uropigmentomètre, soit 0^{mm} 84, pour offrir nettement les bandes d'absorption caractéristiques ;

2° la *solution à 0.25 p. 100* ne veut que 3 divisions $= 1^{mm}$ 26 pour arriver au même résultat ;

3° avec la *solution à 0.025 p. 100* il n'est nécessaire que de 10 divisions, 5, c'est-à-dire de 4^{mm} 51, pour obtenir les données spectrales précitées.

b. — Pour le nitrate de didyme :

1° ses caractéristiques spectroscopiques s'offrent nettes en *solution à 2 p. 100* avec 22 divisions valant 9^{mm} 24 ;

2° tandis qu'il ne faut que 28 divisions (11^{mm} 76) pour la *solution à 1 p. 100* du même sel.

De cette étude comparative, nous concluons en toute sécurité :

1° Que l'Uropigmentomètre est applicable à la caractérisation spectroscopique des solutions pigmentaires les plus diverses ; et par suite à la docimasie des mêmes solutions pigmentaires ;

2° Que pour chaque solution pigmentaire il y a nécessité de construire une table docimasique spéciale basée sur les données expérimentales.

C'est ce que nous avons précisément fait au moyen de notre cuve urobilinimétrique précitée, dont nous avons appliqué l'échelle d'épaisseurs à la construction de l'uropigmentomètre en utilisant les grandes quantités d'urobiline que nous avons eu l'occasion de préparer, il y a une quinzaine d'années, pour les recherches de M. le professeur Bouchard sur les « Auto-intoxications », ainsi que nous l'avons déjà rappelé dans l' « Essai de spectroscopie urologique » paru, il y a trois ans, dans la *Revue des Maladies de la Nutrition*. C'est ainsi qu'ont été établies les tables précédentes spécialement destinées à la docimasie spectroscopique directe de l'*urobiline* et de l'*uroérythrine* urinaires et dont les courbes ci-dessus reproduites permettent d'embrasser d'un coup d'œil l'allure générale.

⁂

Les expériences que nous venons de citer font aussi comprendre les critiques qui ont été dirigées par certains auteurs contre la méthode spectroscopique relative de docimasie de l'urobiline.

On remarquera, en effet, que ces auteurs, au lieu d'employer des proportions progressivement croissantes ou décroissantes de liquide, pour obtenir la détermination spectrale de l'urobiline, s'en tenaient à une épaisseur fixe et constante obtenue c'est-à-dire à un examen spectral pratiqué soit avec un tube à réaction, soit avec une cuve prismatique fixe.

Dans ces conditions expérimentales, ils étaient presque toujours soit au-dessous de l'épaisseur de liquide nécessaire pour l'obtention de la raie γ de l'urobiline, soit au-dessus de la même épaisseur, et alors ils se heurtaient à une absorption plus ou moins forte de l'ensemble du spectre au milieu de laquelle il leur était impossible de discerner la bande γ ; ils n'avaient que de faibles chances de tomber sur l'épaisseur de liquide la mieux appropriée à l'examen spectral.

Et, à propos de cette bande γ, rappelons que pour l'obtenir il est nécessaire que l'urobiline soit en solution acide, donc, qu'on ait soin d'acidifier l'urine si celle-ci ne présente qu'une réaction neutre, ou si, à plus forte raison, elle offre une réaction alcaline.

Quant à la caractérisation spectrale des matières pigmentaires autres que l'urobiline et l'uroérythrine pour lesquelles le réticule spécial a été imaginé par M. le professeur Le Roux, elle s'obtiendrait par la substitution à ce réticule d'un micromètre spécial à chaque pigment ; ce que nous avons expliqué être pour ainsi dire instantanément possible avec le nouveau modèle.

III. — **Procédé chimico-fluoroscopique Gautrelet pour le dosage de l'urobiline**

En 1890, nous avons indiqué (1) comme modification au procédé de dosage chimique de l'acide urique d'Arthaud et Butte d'opérer dans une liqueur acide et de constater le terme de la réaction de l'hyposulfite de cuivre au moyen du ferricyanure de potassium.

Dernièrement, nous avons proposé (2) une nouvelle modification à ce procédé avec les tours de mains ci-après :

Prendre 20 cc. d'urine non filtrée ; les saturer exactement avec une solution alcaline faible dont la mensuration — si la solution alcaline est de titre connu — sert au dosage de l'acidité totale ; acidifier par 5 cc. d'une solution d'acide acétique cristallisable à 15 % ; déposer sur une assiette de porcelaine blanche des gouttes — sensiblement égales entre elles et en tous cas de dimensions moyennes — de la solution témoin fraîche ci-après :

Ferricyanure de potassium	=	0gr. 20
Acide chlorhydrique pur	=	V gouttes.
Eau distillée	=	100 cc.

(1) E. Gautrelet. — Dosage clinique de l'acide urique. — Soc. méd. prat. 30 janv. 1890.

(2) E. Gautrelet. — Nouveau procédé de dosage de l'acide urique. — Bull. Soc. Pharm. Lyon, oct. 1899.

laisser tomber — goutte à goutte et en agitant — dans les 20 cc. d'urine traitée comme précédemment la solution réactif suivante:

Sulfate de cuivre	= 2gr. 48
Sulfite de soude	= 5 »
Acide acétique	= 5 cc.
Eau distillée	= 1000 cc.

jusqu'à ce qu'une goutte de l'urine cuprique se colore en rose-rouge d'*emblée* par son contact avec le ferricyanure de potassium.

Chaque dixième de centimètre cube du réactif ainsi employé correspond à un chiffre de 1 centigramme d'acide urique global par litre d'urine examinée.

Or, en étudiant ce procédé nous avons remarqué qu'une fluorescence verte et nette se manifestait dans le liquide ainsi traité à un moment donné de l'opération : soit avant, soit pendant, soit après le terme de la réaction urique cherché ; et en comparant le nombre de centimètres cubes ou fractions de cc. de solution cuprique employée avec le chiffre en *urobiline* obtenu pour la même urine au moyen de l'examen spectroscopique direct, nous avons remarqué qu'il y a sensiblement concordance.

Et comme le même phénomène se produit avec une solution alcoolique et acide d'urobiline pure lorsqu'on la neutralise tout d'abord par la soude caustique, puis qu'on l'additionne de sulfate de cuivre, nous pensons donc que ce procédé peut ainsi constituer une méthode chimico-fluoroscopique clinique de dosage de l'urobiline dans les urines non colorées anormalement d'une façon secondaire, et en observant aussi que pour les urines de coloration normale foncée, il y a lieu de les diluer plus ou moins avant l'opération pour mieux permettre de saisir le terme de la réaction.

Nous donnons ainsi cette méthode chimico-fluoroscopique tant comme moyen de contrôle que comme pouvant suppléer dans certains cas à l'examen spectroscopique.

CHAPITRE VI

Origine et provenance des Pigments et Chromogènes urinaires

La conception chimique des pigments et chromogènes urinaires normaux donne la clef de leur origine et de leur provenance d'une façon certaine pour deux d'entre eux : l'*indigogène* ou l'*indirubinogène*.

Par leur filiation bien établie, ces principes (*indoxyle* et *skatoxyle*) — ne peuvent provenir directement — par combinaison ammoniacale déshydratée — que des phénols, qui, produits dans tous les actes fermentatifs — ceux de l'intestin en particulier, — sont résorbés plus ou moins, proportionnellement à leur production, ou à la stagnation de leur milieu de production, puis sont éliminés plus ou moins ultérieurement par la voie rénale après s'être glycosés dans leur passage au travers du courant sanguin, inversement à l'activité des combustions organiques.

Indirectement, l'*indican* a été produit par action des alcalins caustiques, en présence du zinc sur l'hématine (Ludwig) (1) et sur l'urobiline (Landois) (2).

Pour les autres principes pigmentaires, on n'est fixé d'une façon certaine que seulement au point de vue de leur origine — la matière colorante du sang, l'*hémoglobine* des hématies.

Aucun stade pigmentaire n'existant pour l'*indican* et le

(1) Ludwig. — Cité par Mac Münn. Outlinoss, p. 98.

(2) Landois. — Cité par Mac Münn, loc. cit. p. 98.

skatol, entre leur phase chromogénique primitive d'*indoxyle* et de *skatoxyle* et leur phase chromatique secondaire d'*indigos bleu et rouge*, la question d'origine et de filiation chimique de ces deux éléments chromogéniques urinaires nous semble donc hors de cause en ce moment.

Il ne nous reste ainsi à étudier que les éléments, chromatiques ou chromogéniques : *urobiline, uroérythrine, urochrome, urobilinogène, urochromo-érytho-roséinogène*, dont nous allons essayer de montrer spectroscopiquement comme chimiquement la filiation unique, la descendance commune du pigment sanguin fondamental, l'oxyhémoglobine, de façon à bien faire comprendre et leurs formations physiologiques ou pathologiques, et leurs substitutions soit normales, soit d'ordre morbide.

L'**oxyhémoglobine**, élément essentiel des globules rouges du sang, constitue à sec les neuf dixièmes de ceux-ci, soit 14 p. 100 du sang lui même.

C'est une matière albuminoïde, ferrugineuse, très-complexe, et dont la composition varie d'ailleurs selon les espèces animales ayant fourni le sang des analyses : celle de l'homme renfermant 0,426 p. 100 de fer et se rapprochant ainsi de la docimasie fournie par Kassel (1) pour l'*oxyhémoglobine* du sang de cheval :

Carbone	=	C	=	54.87	p. 100
Hydrogène	»	H	»	6.91	»
Azote	»	Az	»	17.31	»
Soufre	»	S	»	0.65	»
Fer	»	Fe	»	0.47	»
Oxygène	»	O	»	19.73	»

La traduction en formule des résultats de l'analyse de Kassel donnerait = $C^{544}\ H^{823}\ Az^{147}\ O^{147}\ S^{2}$ Fe ; mais, en réalité, on ne peut établir cette formule sur des bases précises !

L'*oxyhémoglobine* est très-altérable ; en présence de l'eau elle se détruit, lentement à la température ordinaire, rapidement à + 80° C ; à sec elle supporte assez bien cependant une température soutenue de + 100° C.

(1) KASSEL. — Cité par Hugouneng. loc. cit. p. 261.

C'est une substance de fonction acide, soluble dans les bases faibles, détruite par les acides et les alcalis concentrés, précipitable par le sous-acétate de plomb, les sels d'argent et ceux de mercure.

I

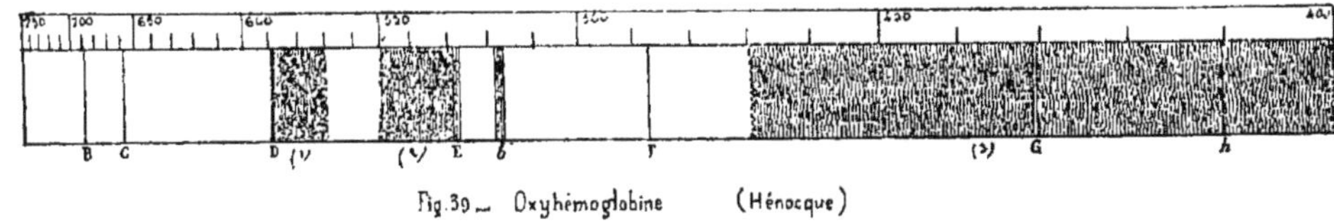

Fig. 39. — Oxyhémoglobine (Hénocque)

Les gazs inertes (hydrogène, azote, acide carbonique), les réducteurs (sulfure d'ammonium, sels ferreux, fer réduit), la putréfaction enlèvent de l'oxygène à l'*oxyhémoglobine*, et la transforment en *hémoglobine réduite;* mais celle-ci très-avide d'oxygène régénère l'*oxyhémoglobine* dès son contact avec de l'oxygène en dégageant beaucoup de chaleur (14,7 calories pour O^2 absorbé); telle paraît être la source de la chaleur animale (Berthelot) (1).

II

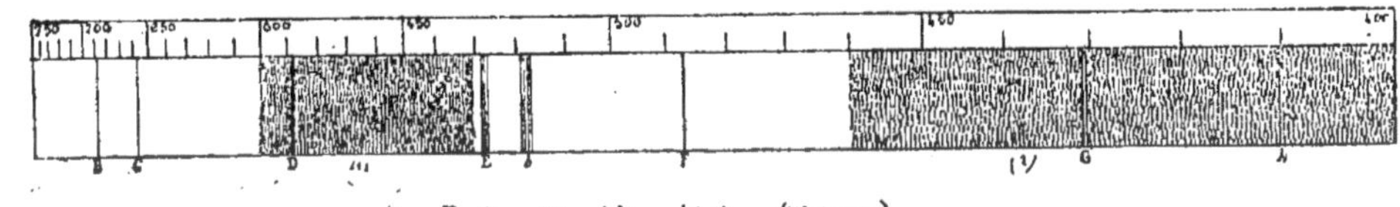

Fig. 40. — Hémoglobine réduite (Hénocque)

Dans le vide, surtout vers + 40° C, l'*oxyhémoglobine* abandonne également son oxygène et se réduit en se dissociant proportionnellement à la température et inversement à la tension gazeuse du milieu.

L'*oxyhémoglobine* décompose l'eau oxygénée en mettant de l'oxygène en liberté.

Certains gazs (oxyde de carbone, bioxyde d'azote, acétylène,

III

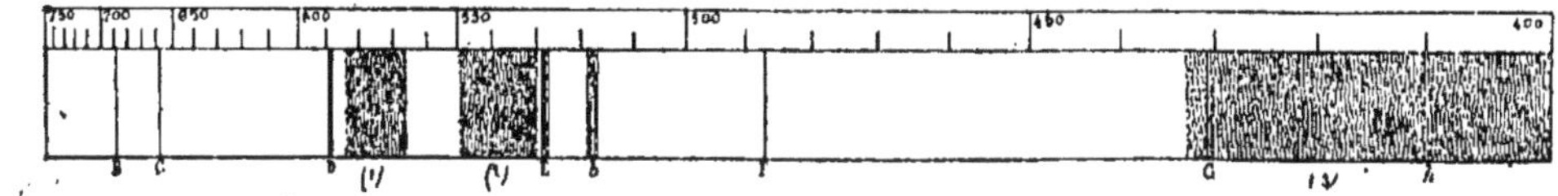

Fig. 41. — Hémoglobine oxycarbonée (Hénocque)

(1) Berthelot. — Cité par Hugounenq. loc. cit. p. 264.

acide carbonique) et certains produits acides (acide cyanhydrique) forment avec l'*oxyhémoglobine* des combinaisons très stables ; nous avons personnellement constaté un fait analogue pour l'ozone.

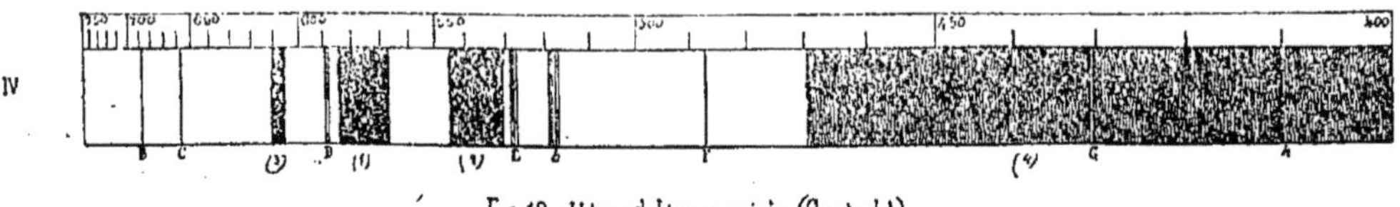

Fig. 42 _ Hémoglobine ozonisée (Gautrelet)

Au contact de l'eau chaude, vers + 60° C, à froid et en présence des acides et des bases, par la coagulation du sang à chaud après saturation par le sulfate de soude, l'*oxyhémoglobine* se détruit en donnant une matière albuminoïde du groupe des globulines et un pigment ferrugineux nouveau l'**hématine**, en même temps qu'un peu d'oxygène est fixé par

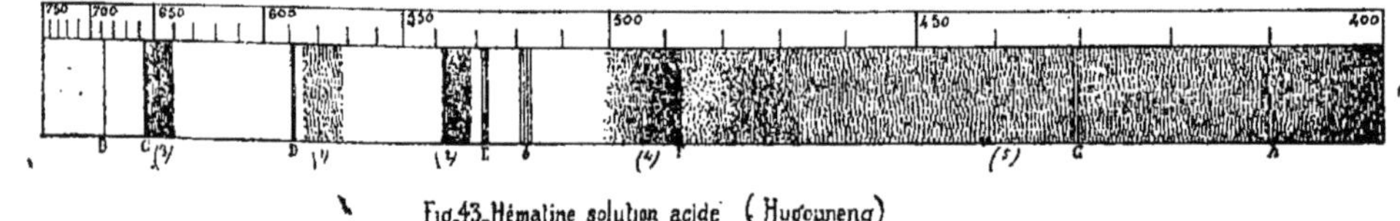

Fig. 43 _ Hématine solution acide (Hugounenq)

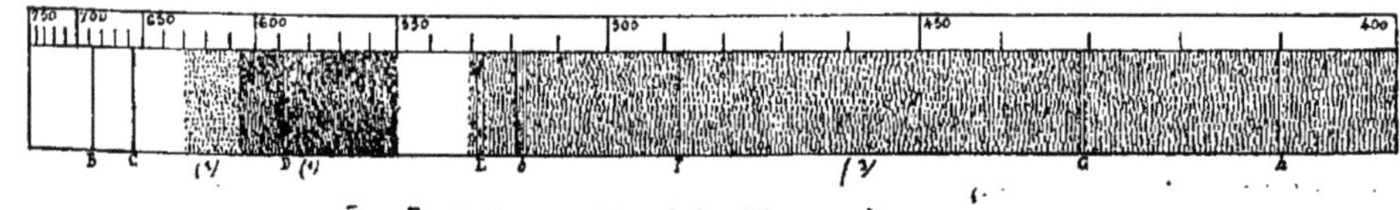

Fig. 44 _ Hématine solution alcaline (Hugounenq)

ce dernier corps et que des acides gras (formique et acétique) sont mis en liberté.

Les oxydants énergiques (permanganates alcalins, nitrite d'amyle, ferricyanure de potassium) de même que certains corps aromatiques, jouant le rôle d'oxydants (aniline, pyrogallol, kaïrine, bleu de méthylène) transforment l'*oxyhémoglobine* en **méthémoglobine**, substance de composition analogue à celle de l'*oxyhémoglobine*, très-voisine spectroscopiquement parlant de notre *hémoglobine ozonisée*, et où l'oxygène est des plus énergiquement fixé, quoique en tous cas capable elle-même de régénérer l'*oxyhémoglobine* sous

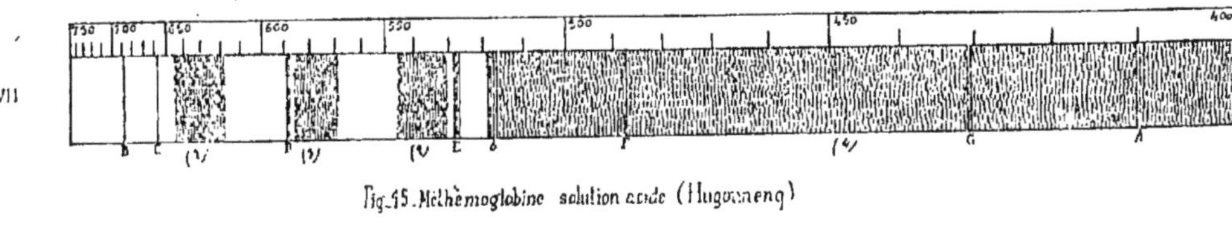

Fig. 45. Méthémoglobine solution acide (Hugounenq)

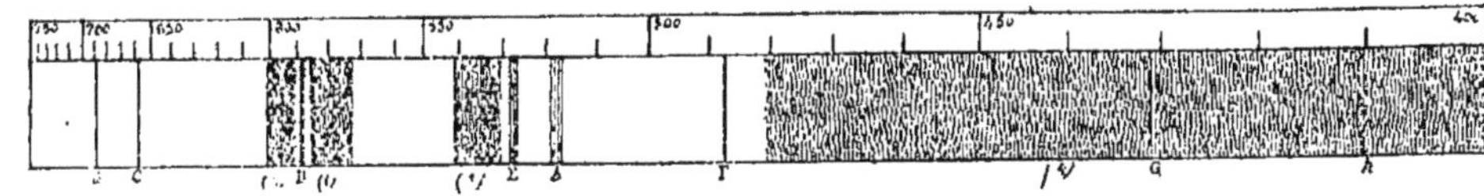

Fig. 46. Méthémoglobine solution alcaline (Hugounenq)

l'influence des réducteurs (oxyde de carbone, hydrogène sulfuré — différence avec l'*hémoglobine-oxycarbonée).*

Chauffée avec la soude, à l'abri de l'air, l'*hémoglobine* se transforme en **hémochromogène** ($C^{32} H^{30} Az^{4} Fe O^{2}$).

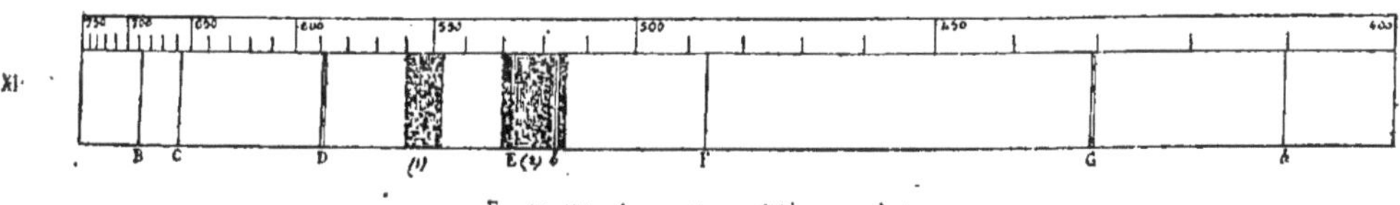

Fig. 47. Hémochromogène (Hénocque)

L'hydrosulfite de soude, les sulfures alcalins, le tartrate ferreux aboutissent au même résultat par action sur l'*hématine.*

L'*hémochromogène* soumis à une nouvelle et active réduction se transforme en *urobiline.*

En chauffant doucement à l'air de l'*hématine* ($C^{32}H^{30}Az^{4}FeO^{3}$) avec de l'acide sulfurique un peu concentré, on en élimine le fer, et on obtient l'**hématoporphyrine** : corps analogue à

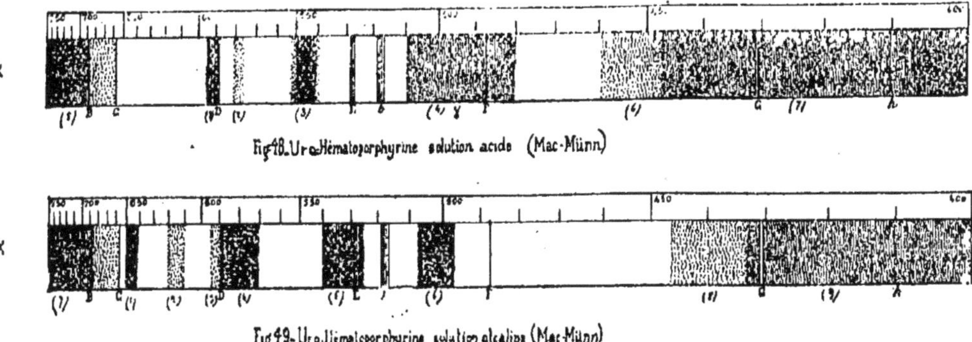

Fig 48. Uro-Hématoporphyrine solution acide (Mac-Münn)

Fig 49. Uro-Hématoporphyrine solution alcaline (Mac-Münn)

l'*urospectrinogène* de Saillet (1) obtenu par ébullition de l'*urospectrine* avec l'eau ammoniacale.

L'*hématoporphyrine* ($C^{16}H^{16}Az^{2}O^{2}$), si l'on adopte la formule de Nencki (2), ne diffère de la **bilirubine** ($C^{32}H^{36}Az^{4}O^{6}$) que par 2 $H^{2}O$ en moins.

Oxydée, la *bilirubine* donne de la *biliverdine* ($C^{32}H^{36}Az^{4}O^{8}$), de la *biliprasine* ($C^{32}H^{44}Az^{4}O^{12}$), de la *bilicyanine* ou de la *cholételine ;* au contraire hydratée et hydrogénée par l'amalgame de sodium, la *bilirubine* fournit de l'*urobiline* ($C^{32}H^{40}Az^{4}O^{7}$), de l'*uroérythrine* ($C^{32}H^{22}Az^{4}O^{5}Fe$), enfin de l'*hémosidérine.*

L'*hématine* peut encore produire directement de la *bilirubine* par perte de fer et fixation d'eau (action secondaire du tissu sous-cutané sur l'*hémoglobine*), (Langhaus et Quincke) (3).

L'*hydrobilirubine* paraît identique à l'*urobiline* obtenue par la réduction de la *bilirubine de la bile* par l'hydrogène naissant (amalgame de sodium) ; toutefois, Lefèvre (4) a constaté que le produit ainsi obtenu n'était pas pur, qu'il contenait soit de l'*hématoporphyrine,* soit un pigment présentant les caractères spectroscopiques de notre **uroérythrine ;** en tous cas que l'ensemble des bandes spectrales ainsi constatées correspondait à celles du pigment indiqué par Mac-Münn (5) comme **urobiline fébrile,** en sus de la bande γ de l'urobiline vraie.

XXV

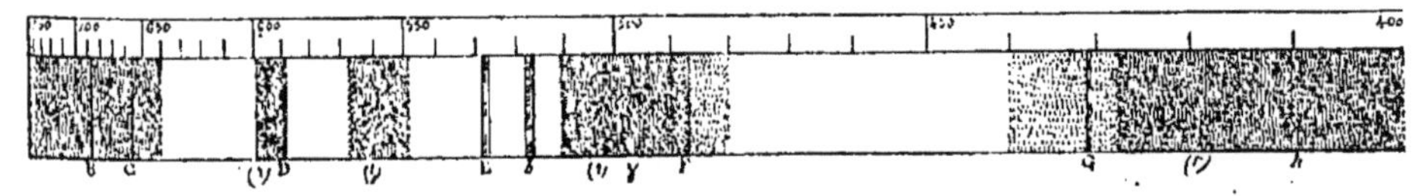

Fig. 50 Urobiline fébrile solution acide (Mac-Münn)

Nous avons déjà dit que l' « *urobiline fébrile* » n'existe pas, puisque pour elle, comme pour la **stercobiline,** — la matière colorante normale des *fœcès,* — le spectre d'absorption, quand

(1) Saillet. — Cité par Hénocque. loc. cit. p. 51

(2) Nencki. — Cité par Hugounenq. loc. cit. p. 269.

(3) Langhaus et Quincke. — Cités par Hugounenq. loc. cit. p. 209.

(4) Lefèvre. — Loc. cit. p. 24.

(5) Mac-Munn. — Loc. cit. p. 107.

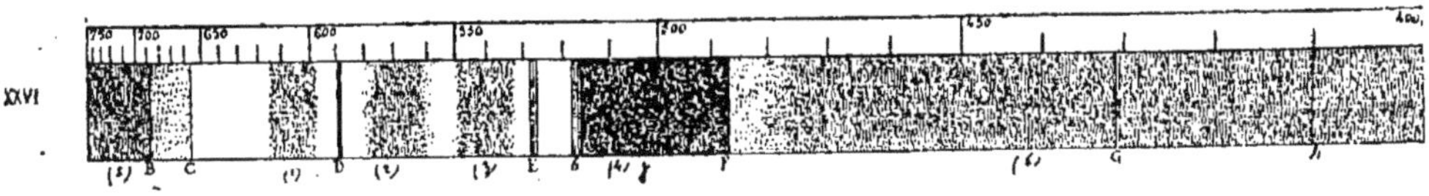

XXVI

Fig. 51. Stercobiline solution acide (Hénocque)

on examine le produit extrait de l'urine de 24 heures, n'est que la superposition de notre spectre uroérythrique avec le spectre de l'*urobiline normale* (bandes u' et u'' ajoutées à γ). Si Lefèvre (1) recommande, pour préparer l'*urobiline normale* (à bande unique γ), d'employer l'*urine fébrile*, c'est que sa richesse en *urobiline*, facilite la préparation de ce corps.

Quant à l'action réductrice de l'amalgame de sodium sur la bilirubine, elle dépasse l'obtention de l'*urobiline,* réduit cette *urobiline* elle-même : fait en parfait accord avec ce que nous avons personnellement dit des rapports chimiques existant entre l'*urobiline*, l'*uroroséine* et l'*uroérythrine* et en parfait accord également avec les données spectroscopiques présentées dans les chapitres précédents.

Ayant ainsi montré la filiation chimique d'une part de l'*urobiline* avec l'*urobilinogène;* d'autre part de l'*urobiline* avec l'*uroérythrine,* l'*urochromo-érythro-roséinogène,* l'*urochrome* et l'*uroroséine,* on voit que le groupement de tous les pigments vrais ou des principes prépigmentaires de l'urine normale se trouve complet.

Pour être tangible, il faudrait que ce groupement pût également s'établir au point de vue spectroscopique ; c'est ce que nous allons essayer de faire !

Quand on examine, au moyen de l'uropigmentomètre Gautrelet, de l'*urobiline* pure en solution acide et titrée à 1 p. 1,000, on s'aperçoit que la division de l'appareil correspondant au maximum de netteté de la bande γ de ce pigment est celle qui porte le chiffre 22.

Si, alors, au moyen d'un compas d'épaisseur, on cherche à savoir quelle est la hauteur de la couche liquide comprise

(1) Lefèvre. — Loc. cit. p. 17.

entre le fond de la cuve de l'uropigmentomètre et le fond du cylindre-enveloppe du spectroscope, on trouve très exactement 0 m 00924.

Mais, la solution urobilinique ainsi examinée est, par rapport au titre hémoglobinique normal du sang = 14 % = 140 p. 1.000 (titre pour lequel le sang présente avec le plus de netteté sous une épaisseur de 70 μ les deux bandes d'absorption de ce pigment — phénomène des deux bandes égales correspondant à des différences égales de longueurs d'onde) dans la proportion de $\frac{1}{140}$

Donc pour un titre de 140 p. 1,000 d'*urobiline*, le maximum d'intensité de la bande γ se produirait avec une épaisseur de $= \frac{0^{m}00924}{140} = 0^{m}\ 000066$ ou 66 μ (micras), chiffre qui nous semble indiquer par sa concordance relative avec celui de l'*oxyhémoglobine* une analogie spectrale réelle entre les deux principes colorants.

Ceci donné, nous ajouterons penser que nous pouvons logiquement conclure à l'origine commune de tout le groupe des pigments et chromogènes urinaires — exception toujours faite des *indoxyles* — et origine hémoglobinique commune certifiée à la fois par l'étude chimique et par l'étude spectroscopique de l'ensemble de ces éléments pigmentaires : de même qu'une probabilité dans le même sens découle encore de ce fait que le seul vertébré — l'amphioxus — qui n'aie pas d'hémoglobine circulatoire ne présente pas non plus de pigments biliaires !

Reste à fixer la provenance, ou si l'on veut le mécanisme suivant lequel se produisent les phénomènes de réduction de l'*oxyhémoglobine*, susceptibles d'amener ce principe colorant initial des organismes animaux supérieurs aux divers états ou stades tant colorimétriques que chromogéniques de l'urine normale ?

Essayons de le faire !

Le sang est un liquide formé de deux parties distinctes

physiquement parlant, quoique physiologiquement solidaires entre elles.

L'une de ces parties est solide et formée de petits disques ou globules : les uns, incolores, sont dénommés de ce chef « leucocytes » ou « globules blancs », les autres, appelés « hématies » ou « globules rouges » présentent, en effet, une couleur rouge grâce à la matière colorante spéciale l'*oxyhémoglobine,* qu'ils contiennent unie à un grand excès de sels de potasse.

L'autre de ces parties est liquide et dite « sérum » ou « plasma » ; elle contient quelques albumines et albuminoïdes (fibrine, sérine, globulines, peptones), ainsi que des matières colorantes et des principes minéraux (chlorures, sulfates, lactates, phosphates, carbonates alcalins et alcalino-terreux) en présence d'un notable excès d'acide carbonique, d'oxygène à dose un peu plus faible que C^2O^4, enfin de petites quantités d'azote.

La réaction du plasma sanguin est alcaline, et sa couleur jaune-ambrée, légèrement verdâtre, sans que nulle part nous ayons trouvé l'indication de la cause de cette coloration.

Examiné au spectroscope sous une grande épaisseur, telle qu'on peut l'obtenir avec notre uropigmentomètre, on y constate très nettement la bande δ de l'*urobiline* en solution alcaline : fait qui explique alors la couleur constatée. Et nous avons voulu profiter de ce fait pour élucider la question des différentes théories émises pour expliquer l'origine biochimique de l'*urobiline* ; aussi dans ce but avons-nous fait les cinq expériences suivantes qui ne sont qu'une extension de nos recherches antérieures :

Chez un premier chien, nous avons ouvert l'*artère fémorale,* recueilli le sang et dosé spectroscopiquement l'*urobiline* du plasma après les 24 heures nécessaires à la séparation « spontanée » de celui-ci du « caillot » contenant les globules d'ensemble : le chiffre obtenu en urobiline a été de 0^{gr} 24 par litre.

Nous ferons remarquer que ce chiffre contient et l'*urobiline* primitive et celle découlant de l'*urobilinogène* par oxydation de celui-ci à la lumière pendant la journée nécessaire à la formation naturelle du caillot : autrement, c'est-à-dire par action de l'acide acétique, la coagulation immédiate du caillot donnait un sérum riche de 0^{gr}.13 en *urobiline* primitive.

Chez un second chien, c'est la *veine fémorale* dont nous avons recueilli le sang, et dont dans des conditions opératoires identiques aux précédentes nous avons dosé l'*urobiline* ; ce second chiffre a été de : 0^{gr}. 26 par litre.

Un troisième chien, chez lequel nous avons prélevé du sang de la *veine porte*, nous a fourni le chiffre nouveau de 0^{gr}. 30 par litre en *urobiline*.

Pour un quatrième chien, le sang de l'*artère hépatique* nous a permis de constater un dosage urobilinique de 0^{gr}. 23 par litre.

Enfin, avec un cinquième chien, c'est le chiffre de 0^{gr}. 42 qui a été trouvé à l'examen spectral du plasma sanguin de ses *veines sus-hépatiques*, toujours, comme précédemment, après formation spontanée du caillot en 24 heures.

Soit, en résumé :

Sang de l'artère fémorale	= 0$^{gr.}$ 24	d'*urobiline*	par litre.
Sang de la veine fémorale	= 0 26	—	—
Sang de la veine porte	= 0 30	—	—
Sang de l'artère hépatique	= 0 22	—	—
Sang des veines sus-hépatiques	= 0 42	—	—

D'où nous croyons pouvoir dores et déjà conclure :

1° Que la réduction hémoglobini-urobilinique semble faible dans le passage du sang aux capillaires généraux, c'est-à-dire lors des échanges tissulaires généraux ;

2° Que l'apport de la réduction bilirubini-urobilinique intestinale paraît un peu plus accusée que la précédente ;

3° Qu'enfin la réduction hémoglobini-urobilinique hépatique (par action des éléments réducteurs : hydrates de carbone et peptones déversées au foie par la veine porte, ainsi que même tissu propre du foie) a été trouvée de beaucoup la plus considérable.

Autrement dit :

Le rôle des tissus généraux sur l'urobilinigénèse hémoglobinique semble de peu d'importance ;

Le rôle des fermentations intestinales sur le phénomène parallèle de l'urobilinigénèse bilirubinique paraît un peu plus accusé ;

Le rôle des échanges biochimiques hépatiques sur l'urobiligénèse hémoglobinique peut être cru des plus net.

Conceptions expérimentales corroborées d'ailleurs par les trois ordres de faits d'observation ci-après :

1° Si, comme Maly (1) et Vaughan Harley (2) l'ont indiqué, l'*urobiline* urinaire avait comme point de départ exclusif la *stercobiline* des fœcès dérivant de la *bilirubine* cholécystique, le phénomène de l'urobilinigénèse générale devrait se produire d'une façon constante parallèlement à la coloration des résidus intestinaux.

Or, comme nous l'avons fait remarquer il y a longtemps déjà, l'*urobiline* urinaire existe toujours en raison inverse comme docimasie de la matière colorante globale des matières fécales.

Il semble donc, au contraire, que la réduction hépatique exagère l'*urobiline* urinaire en raison inverse de la production par le foie des pigments urinaires vrais, en raison inverse de l'atténuation du diversement desdits *pigments biliaires vrais* de la vésicule bilaire dans l'intestin.

2° L'*urobiline* urinaire pure, pas plus que l'*urobiline* intestinale impure *(stercobiline)* n'augmentent pas par l'emploi de cholozogues tels que le calomel, c'est-à-dire par le déversement d'une quantité d'éléments biliaires supérieure à la normale de la vésicule cystique au duodénum.

3° Les masses zoogléiques intestinales, considérées par Le Roux (3) comme causes et de l'intoxication intestinale et

(1) Maly. — Loc. cit.

(2) Vaughan Harley. — Loc. cit. p. 4.

(3) F.-P. Le Roux. — Recherches sur la cause de la diathèse rhumatismale. C. R. Acad. Sciences, 19 oct. 1891.

— De l'incubation et de la nutrition des productions glaireuses de l'intestin, cause de la diathèse rhumatismale. C. R. Acad. Sciences, 19 déc. 1892.

même de la diathèse arthritique, laissent parfaitement saisir au spectroscope les phénomènes de transformation réductrice de l'*oxyhémoglobine* en *urobiline*.

Les premières raies spectrales constatées, en effet, sur les parties colorées de ces masses donnent tout d'abord l'impression de l'*oxyhémoglobine*, puis au bout d'un certain temps celle de l'*hémoglobine réduite*, ultérieurement celle de l'*hématine*, et finalement aboutissent à l'*urobiline*, — et, ajouterons-nous, à l'*urobiline vraie*, c'est-à-dire à la bande unique δ de l'*urobiline* en solution alcaline (réaction du milieu) ; — mais cette *urobiline* de même que l'*hémoglobine* dont elle dérive, sont toujours en quantité presque infinitésimale par rapport aux chiffres docimasiques relativement élevés de l'*urobiline* circulatoire et conséquemment de l'*urobiline* urinaire !

Si nous devons ainsi admettre le rôle de l'*hémoglobine* de ces masses zoogléiques dans la formation de l'*urobiline* intestinale, toutefois ne pouvons-nous concevoir ce mode de formation comme cause exclusive de l'*urobiline* intestinale, pas plus que de l'*urobiline* en général, puisque le pigment urobilinique trouvé dans l'intestin découle, il n'y a pas à en douter, aussi partiellement de la *bilirubine* déversée par le canal cholédoque dans le tube digestif, attendu que sur la somme des pigments de la matière fécale les deux éléments : *urobiline* et *bilirubine* sont toujours inversement proportionnels l'un à l'autre, et qu'en tous cas l'*hémoglobine* zoologéique et par suite l'*urobiline* en découlant ne pourrait toujours concourir que dans la mesure donnée par l'expérience 2 précitée à la formation de l'*urobiline* globale du torrent circulatoire !

Les expériences de Vaughan-Harley (1) consistant à rechercher au moyen du réactif de Schmidt (2) les pigments biliaires et leurs dérivés dans les fœcès de nouveaux-nés ou de chiens nourris par une alimentation spéciale, ne prouvent — quelque remarquables soient-elles d'ailleurs — que trois choses :

1° Que sous l'influence du suc pancréatique il y a oxydation

(1) Vaughan-Harley. — Loc. cit.

(2) Schmidt. — Cité par Vaughan-Harley. Loc. cit. p. 4.

des pigments biliaires vrais dans le second tiers de l'intestin grèle ;

2° Qu'à cette oxydation première des pigments biliaires vrais succède dans le troisième tiers de l'intestin grèle une réduction partielle de ces nouveaux principes (urobilinogène entre autres), les ramenant à la forme pigmentaire primitive ;

3° Que dès l'arrivée dans le gros intestin la réduction des pigments biliaires se complète pour aboutir finalement à la stercobiline qui, résorbée « insitu » rentre dans le torrent circulatoire sous ses deux formes fondamentales d'*urobiline* et d'*uroérythrine*.

Et, à cet égard, nous ferons la remarque : que la coloration rose-rouge brillante signalée par Vaughan-Harley pour l'action du bi-chlorure de mercure sur l'urobiline nous semble plutôt appartenir à l'*uroérythrine* qu'à l'*urobiline*.

Vaughan-Harley a, en effet, toujours opéré non sur de l'urine mais sur des fœcès — c'est-à-dire sur de la stercobiline et non sur de l'*urobiline* vraie ! et nous l'avons, montré, la stercobiline n'est qu'un mélange d'urobiline et d'uroérythrine : fait confirmé de nouveau dans la réaction de Schmidt, par l'apparition des deux raies spectrales u' et u'' des deux côtés de D, quand on augmente sensiblement peu l'épaisseur de la couche de liquide permettant de déceler γ.

Nos expériences personnelles nous semblent au contraire répondre heureusement aux cinq théories existantes sur la genèse de l'urobiline urinaire en les mettant précisément toutes d'accord.

Nous venons de montrer de fait :

1° Que le foie était l'organe urobiligénique par excellence : *théorie hépatogénique ;*

2° Que l'action urobiligénique du foie avait pour point de départ la matière colorante du sang : *théorie hématogénique ;*

3° et 4° Que cette même action urobiligénique du foie sur le sang s'augmentait de l'action parallèle de l'ensemble des autres organes et appareils de la machine humaine : *théories histogénique et néphrogénique réunies* ;

5° Qu'enfin, l'*urobiligénèse intestinale* — soit normale et indirecte, soit diathésique et directe — parfaisait la formation totale des pigments urinaires normaux : *théorie entérogénique.*

Nous croyons donc avoir ainsi donné non seulement la démonstration complète des modes divers de l'urobiligénèse, mais encore avoir établi pour chacun d'eux sa quote-part dans la genèse globale des pigments urinaires normaux.

Nota. — Dans toutes les mensurations spectrales précitées, les longueurs d'onde en λ sont exprimées en millièmes de millimètre et les raies de Frauenhofer placées d'après les dernières mensurations de Rowland (1) ;

Ces mensurations ont été effectuées au moyen de l'échelle métrique figurée ci-dessous avec sa concordance par rapport aux valeurs de λ.

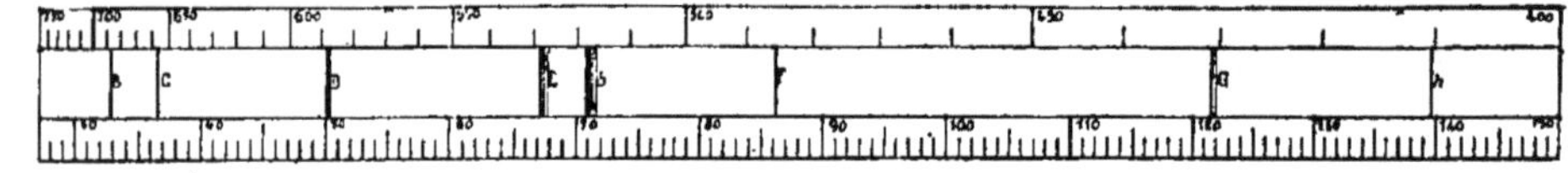

Echelle de concordance des longueurs d'onde avec les mesures micrometriques & Spectre solaire

Nos schémas spectraux, comme nos planches en couleurs, proviennent de la réduction photographique de dessins primitivement établis par nous d'après les résultats obtenus dans les recherches exposées précédemment.

---

(1) Rowland. — Cité in Agenda du Chimiste. Hachette & Cie 1898, p. 197.

CHAPITRE VII

Variations physiologiques de l'urobiline et de l'uroérythrine urinaires dans les différents états journaliers et sous l'influence des conditions hygiéniques diverses de la vie.

Il est de toute évidence que pour savoir en quoi l'état de santé d'un malade diffère de l'état de santé du même sujet lorsqu'il est bien portant, il faut tout d'abord connaître cet état de santé physiologique.

Et si nous prenons les excreta urinaires d'un sujet comme critérium comparatif de son état de santé, il est non moins certain qu'il est nécessaire de déterminer au préalable ses excreta physiologiques pour pouvoir affirmer que ceux constatés à l'analyse sont ou ne sont point normaux.

« *Or, l'*URINE *est un liquide excrémentitiel, représentant à la fois les déchets de l'assimilation et les produits de la désassimilation organiques :* liquide formé des éléments cristalloïdes (inutiles ou toxiques) du sang, séparés dans les reins par voie de dialyse glomérulaire, pour être rejetés en dehors par l'urèthre, après un court séjour dans la vessie » (1).

L'urine se trouve donc constituer un moyen de représentation globale de la nutrition, à savoir : les éléments introduits dans l'organisme par la nutrition et non utilisés dans la rénovation des tissus et ceux de la déchéance chimique de ces mêmes tissus.

C'est-à-dire que l'analyse du liquide urinaire peut jouer le rôle de critérium des échanges nutritifs que nous voulons lui attribuer.

Mais ne pouvant déterminer pour chaque sujet ses excreta urinaires physiologiques au moment même où le besoin s'en fait sentir c'est-à-dire lorsqu'il est malade — et pour certains sujets l'état morbide commence avec la vie, chez les hérédo-diathésiques, par exemple, — nous avons été amené à chercher pour l'ensemble du genre humain ; hommes, femmes, enfants :

1° Quels pouvaient être les excréta urinaires normaux rapportés, non par un individu donné, mais à une unité fixe : le kilogramme de poids physiologiquement actif ?

2° Quelles influences le sexe, l'âge, la taille, la stature, une complexion exagérée pour tels ou tels tissus ou systèmes organiques (os, muscles, graisse), l'alimentation, etc., etc , pouvaient avoir sur la production des divers excreta urinaires ; c'est-à-dire quelles influences ces divers facteurs pouvaient avoir sur l'établissement du poids physiologiquement actif ?

Dans ce but, nous rappellerons avoir fait les expériences ci-après :

A. — Comme il était impossible de prendre l'urine d'un sujet unique, même de l'homme le plus sain en apparence, le mieux pondéré anatomiquement comme physiologiquement pour type d'urine normale, nous avons pensé qu'il serait préférable de nous adresser à une série d'individus considérés comme bien portants et vivant d'une vie normale pour grouper en un prototype urinaire les traits communs de leur excrétion

(1) E. GAUTRELET. — Urines, dépôts, sédiments, calculs. J.-B. Baillière et Fils, Paris, 1889, p. 39.

rénale, non pas d'une journée, mais d'une période hebdomadaire de façon à éviter toutes les influences temporaires possibles.

Dans ce but le printemps fut choisi, comme saison, pour ces expériences.

Comme climat moyen nous prîmes la Bourgogne. Nous étions sûrs d'y trouver une population robuste, laborieuse et dont l'alimentation mixte (supérieure en général à celle des cultivateurs des autres pays) se rapprocherait autant que possible de la ration d'entretien et par sa qualité et par sa quantité.

Les sujets choisis, au nombre de dix, furent tous pris aussi sains que possible et en ayant soin d'éliminer toute influence diathésique.

Tous furent choisis à l'âge moyen de la vie, de trente à trente-six ans, hommes ou femmes, cinq de chaque sexe.

Nous recueillîmes chaque jour l'urine totale de chacun de ces sujets, la mélangeâmes et l'analysâmes : ce pendant huit jours.

Chaque élément fut ainsi totalisé : et les totaux, divisés par 80 (10 × 8) puis par l'ensemble des poids corporels de nos dix sujets, nous donnèrent le résultat ci-dessous comme expression de la normale urinaire rapportée à la fois à l'unité de poids corporel physiologique, c'est-à-dire à ce que nous avons appelé l' « unité biologique urologique » et à la période cyclique de 24 heures, que nous considérons comme pratiquement suffisante pour la détermination des divers éléments de l'excrétion rénale.

Nous avons ainsi trouvé :

Volume	24cc.
Eléments fixes	1gr. »
Acidité totale (exprimée en $Ph\ O^5$)	0 03
Chlore (des chlorures)	0 10
Urée	0 45
Acide urique (libre et combiné)	0 01
Acide phosphorique (des phosphates)	0 05
Urobiline	0 01
Uroérythrine	0 0066

En multipliant ces chiffres par le poids moyen de l'ensemble des sujets, on obtenait les données ci-après pour leur excrétion journalière moyenne :

Volume	1472cc.	par 24 heures
Eléments fixes	64gr. »	»
Acidité	1 92	»
Chlore	6 40	»
Urée	28 80	»
Acide urique	0 64	»
Acide phosphorique	3 20	»
Urobiline	0 64	»
Uroérythrine	0 43	»

soit par litre d'urine :

Eléments fixes	41gr.66	par litre
Acidité	1 23	»
Chlore	4 17	»
Urée	18 75	»
Acide urique	0 42	»
Acide phosphorique	2 08	»
Urobiline	0 42	»
Uroérythrine	0 27	»

B. — Pour généraliser, nous avons non pas voulu comparer les données analytiques à ces moyennes globales d'une façon limitée à l'excrétion d'un sujet, c'est-à-dire aux chiffres de 24 heures donnés plus haut ; nous avons à l'aide des données anthropométriques générales contrôlées par une série de mensurations et de pesées effectuées par notre regretté ami le Dr H. Peyraud (1), sur un escadron de dragons, déterminé quel était le rapport exact existant entre l'âge, la taille et le poids

(1) H. Peyraud. — De l'Hyperacidité organique. — Revue des maladies de la nutrition. — Paris, 1893, 1894, 1895.

des sujets et ainsi obtenu ce que nous avons dénommé le « coefficient biologique » des sujets, c'est-à-dire le « poids physiologiquement actif » de chaque sujet.

Nous n'avons pas à nous étendre ici sur cette question, nous dirons seulement que les « normales biologiques unitaires » précédentes étant multipliées par le « coefficient biologique » d'un sujet donné doivent représenter les « normales physiologiques » d'excrétion urinaire de ce sujet pour une période de 24 heures consécutives, c'est-à-dire pour la période cyclique dont nous avons montré la valeur physiologique réelle en urologie.

Ce qui nous a conduit, pour chaque analyse, à tout d'abord, établir pour le sujet examiné, sa moyenne personnelle d'excrétion urinaire d'après son « coefficient biologique » propre, puis à comparer les résultats analytiquement obtenus pour lui avec cette moyenne spéciale au moyen d'un rapport pour 100, d'un pourcentage dont nous ne considérons plus en quelque sorte que l'expression en tant que résultat urologique. On se dégage ainsi de tous les chiffres en eux-mêmes ce qui permet d'avoir des résultats séméiologiques toujours comparables avec la normale absolue et avec la normale relative, c'est-à-dire avec l'état physiologique proprement dit et avec les types de courbes que, statistiquement, il nous a été possible d'obtenir soit pour les différentes diathèses, soit pour les manifestations diverses de ces diathèses : — tous nos chiffres étant portés sur un cadre *ad hoc* par nous établi dans ce but et où ils se rendent tangibles à l'œil avec une sûreté ainsi qu'une rapidité alors inconnues en séméiologie médicale pour la partie urologique tout au moins.

En partant de ce principe, dans les expressions graphiques qui résumeront les analyses que nous donnerons à titre d'exemples dans chacune des formes de modifications de fonction hépatique que nous allons maintenant étudier, on comprendra donc facilement que : à tout pointage d'un élément en général, et d'urobiline en particulier, au-dessous du rapport exprimant la normale d'excrétion de l'ensemble des éléments urinaires, c'est-à-dire en rapport pour 100 égal à 100 de chacun de ces éléments ainsi que cela doit se passer en l'état physiologique, à tout pointage, disons-nous, inférieur au chiffre 100 corresponde une diminution dans l'excrétion urinaire de l'élément numériquement repéré, à tout pointage supérieur corresponde une exagération dans l'excrétion urinaire de cet élément.

Rapports %	Volume	Éléments fixes	Cendres	Chlore	Urée	Acide urique	Acide phosph.	Urobiline
290								
270								
250								
230								
210								
190								
170								
150								
130								
110								
normale								
90								
70								
50								
30								
10								

Toutefois aussi, on comprendra facilement que nos tracés puissent encore montrer non seulement des nuances dans les variations de l'un ou l'autre des éléments urinaires en général et de l'*urobiline* en particulier selon l'écart plus ou moins grand du pointage du rapport de l'élément avec la normale 100, mais encore que ces tracés fassent saisir immédiatement à la fois les variations tant relatives qu'absolues, dans ces exagérations. En effet, supposons les éléments fixes équivalents comme pourcentage au chiffre 80, il est certain que si le rapport p. 100 de l'*urobiline* est 120, il y a une exagération absolue de l'*urobiline* par rapport à la normale absolue. En effet supposons encore que le pourcentage des éléments fixes reste 80, il est non moins réel que si le rapport p. 100 de l'*urobiline* est 90, il y a exagération relative de ce corps eu égard à l'ensemble des autres éléments urinaires excrétés. Cette donnée complémentaire des augmentations relatives que nos rapports numériques permettant de saisir si facilement, offre une importance considérable en uroséméiologie générale et en uroséméiologie hépatique en particulier comme on le verra dans la série d'observations que nous allons maintenant publier en passant à l'étude de l'application des variations des pigments *urobiline* et *uroérythrine* à la séméiologie de certaines des manifestations hépatiques des maladies chroniques.

A côté de cette exagération absolue ou relative de l'*urobiline* urinaire, il y a encore ce que nous avons appelé l'exagération « virtuelle » et qui consiste en une augmentation du rapport urobilimique relativement seulement au rapport « phosphorique »; on en trouvera la signification plus loin.

⁂

PÉRIODE DE 24 HEURES

Mais pour bien faire comprendre l'importance de la période cyclique de 24 heures, nous allons donner deux exemples où l'on verra, que pour l'ensemble des éléments urinaires en général, et pour les pigments *urobiline* et *uroérythrine* en particulier, il y aurait eu impossibilité matérielle à une conclusion séméiologique si l'examen urologique, n'avait porté que sur un échantillon urinaire quelconque et non sur celui des 24 heures.

— M. A... nous confie une première fois un examen d'urine sans indication du volume de l'excrétion journalière. Son médecin n'avait pas attiré son attention à son égard, et devant l'annonce d'un départ précipité nous nous trouvons acculé à la nécessité d'un examen millésimal simple : examen millésimal ayant donné les chiffres ci-après :

Eléments fixes	39gr. 73
Acidité	2 88
Chlore	5 73
Urée	12 66
Acide urique	0 46
Acide phosphorique	1 55
Urobiline	0 38
Uroérythrine	0 22

Les conclusions séméiologiques, que nous demande le médecin-consultant que le malade était venu voir à Paris n'étant pas nettes à cette analyse, nous nous faisons envoyer un nouveau prélèvement urinaire auquel on joint le renseignement volumétrique ainsi que les indications physiologiques :

Age	45 ans	Coefficient biologique = 69
Taille	1m.68	
Carrure	0 40	
Poids corporel	71k.50	
Régime	mixte	
Exercice	très faible	
Traitement	iod. de soude	

Et cette fois-ci nous trouvons :

ÉLÉMENTS DOSÉS	Docimasie totale	Normales	Pourcentage
Volume	2066 cc	1656 cc	124
Eléments fixes	63 g 85	69 g 00	90
Acidité	5 78	2 07	279
Chlore	11 58	6 90	168
Urée	25 62	31 65	82
Acide urique	0 92	0 69	133
Acide phosphorique	3 11	3 45	87
Urobiline	0 76	0 65	110
Uroérythrine	0 44	1 38	32

C'est-à-dire cette fois-ci, des chiffres et des rapports pigmentaires ne laissant aucun doute sur les conditions défectueuses de fonctionnement hépatique chez ce malade : conditions physiologiques défectueuses que la présence de l'albumine-sérine nous fit alors rattacher à de la sclérose du foie déjà avancée, à de la cirrhose régressive.

— M. M..., gros mangeur, arrive à Vichy se plaignant de somnolence après les repas et surtout de malaises plus accentuées environ une heure et demi à deux heures après être sorti de table.

A l'examen clinique son médecin le considère comme un hyperacide (arthritique) ayant de la stase hépatique localisée au lobe gauche, où un point de sensibilité est nettement constaté.

L'urine examinée avant tout traitement, donne au litre les chiffres ci-après :

Eléments fixes	=	56g94	par litre
Acidité	»	7 96	»
Chlore	»	5 05	»
Urée	»	23 80	»
Acide urique	»	0 60	»
Acide phosphorique	»	2 24	»
Urobiline	»	0 61	»
Uroérythrine	»	0 38	»

parmi lesquels celui de l'*urobiline* semble de prime-abord détoner par son élévation et peut être supposé de beaucoup au-dessus de la normale.

Mais le volume urinaire peu abondant chez ce malade, par suite de l'exagération des fonctions de la peau, sous l'influence des chaleurs tout d'abord, par suite de l'augmentation de la sudation, sous l'effet des marches forcées que le sujet s'impose pour combattre l'embonpoint exagéré qu'il présente ; par suite, enfin, de son état morbide spécial — joint à son coefficient biologique peu élevé, déterminé par les renseignements physiologiques suivants :

Age	45 ans.	Coefficient biologique = 59
Taille	1m455.	
Carrure	0m37.	
Poids corporel	55 kilogs.	
Régime	mixte accentué	
Exercice	accentué.	
Traitement	nul.	

fait ressortir le simple phénomène local de stase hépatique qu'il présente et corrobore entièrement l'examen clinique, contrairement à ce que la docimasie millésimale exclusive semblait donner.

ÉLÉMENTS DOSÉS	Docimasie totale	Normales	Pourcentage
Volume	600 cc	1416 cc	42
Eléments fixes	34 gr 16	59 gr 00	57
Acidité	4 77	1 77	268
Chlore	3 03	5 90	51
Urée	14 28	26 55	53
Acide urique	0 36	0 59	61
Acide phosphorique	1 34	2 95	45
Urobiline	0 36	0 59	61
Uroérythrine	0 30	0 39	75

MICTIONS ISOLÉES

— Nous allons, dans le même but donner l'analyse millésimale des huit mictions d'une même personne pendant une période de 24 heures.

M. G...

Heures des mictions.			Volume des mictions.
1re émission	11 h. 30 matin	=	180 c. c.
2e »	2 h. » soir	»	230 »
3e »	5 h. » »	»	150 »
4e »	6 h. 30 »	»	110 »
5e »	8 h. » »	»	110 »
6e »	1 h. » matin	»	160 »
7e »	6 h. 30 »	»	210 »
8e »	9 h. » »	»	160 »

Résultats analytiques rapportés au litre	ÉMISSIONS							
	1	2	3	4	5	6	7	8
Eléments fixes	20gr68	18gr24	40gr00	49gr81	56gr90	53gr04	55gr60	15gr41
Acidité	0.00	0.57	2.46	2.00	3.45	1.44	1.86	0.19
Chlore	2.37	2.44	7.99	1.91	5.84	5.48	3.65	4.17
Urée	10.72	7.96	20.37	23.54	30.91	25.00	15.00	7.30
Acide urique	0.22	0.28	0.26	0.55	0.45	0.37	0.64	0.25
Acide phosphorique	1.82	1.87	0.80	3.45	1.35	2.03	3.22	2.75
UROBILINE	0.17	0.09	0.40	0.64	0.68	0.62	0.78	0.25
UROÉRYTHRINE	0.12	0.05	0.34	0.46	0.50	0.51	0.57	0.17

On peut y voir combien grands sont les écarts docimasiques de nos pigments urinaires fondamentaux ; on peut en conclure une fois de plus à la nécessité de faire porter l'analyse sur la période cyclique de 24 heures : indication qui au contraire, résulte très nettement des deux analyses ci-dessous exécutées sur le même sujet à trente jours d'intervalle et ou l'on voit l'ensemble des éléments urinaires et tout particulièrement la partie pigmentaire de ces éléments être sensiblement constante :

Mlle M...

Age	22 ans.	Coefficient biologique = 49
Taille	1 m. 65	
Carrure	0 m. 36	
Poids corporel	52 k. 5.	
Exercice	modéré.	
Alimentation	mixte.	

1re Analyse

ÉLÉMENTS DOSÉS	Dosages par 24 heures	Normales par 24 heures	Pourcentage
Volume	1.000cc	1.176cc	84
Eléments fixes	50gr 85	49gr 00	104
Acidité	3 24	1 47	220
Chlore	6 08	4 90	124
Urée	21 49	22 05	97
Acide urique	0 51	0 49	120
Acidité phosphorique	2 18	2 45	89
Urobiline	0 48	0 49	98
Uroérythrine	0 30	0 33	90

2e Analyse

ÉLÉMENTS DOSÉS	Dosages par 24 heures	Normales par 24 heures	Pourcentage
Volume	900cc	1.176cc	76
Éléments fixes	58gr 73	49gr 00	119
Acidité	3 28	1 47	223
Chlore	5 57	4 90	113
Urée	23 71	22 05	107
Acide urique	0 41	0 49	83
Acide phosphorique	2 19	2 45	89
Urobiline	0 43	0 49	87
Uroérythrine	0 27	0 33	89

RÉGIME ALIMENTAIRE

—Nous allons essayer maintenant de faire ressortir l'action du régime sur la production des pigments urinaires par une série d'exemples :

M. E. G...

Age	39 ans.	Coefficient biologique = 76
Taille	1 m. 80.	
Carrure	0m45.	
Poids corporel	82 kilogs.	
Exercice	modéré.	

1° Moyenne d'analyses exécutées pendant une période de régime mixte (un mois).

ÉLÉMENTS DOSÉS	Dosages par 24 heures	Normales	Pourcentage
Volume	930 cc	1824 cc	51
Eléments fixes	60 g 80	76 g 80	80
Acidité	3 57	2 28	157
Chlore	5 62	7 60	74
Urée	24 28	34 20	71
Acide urique	0 42	0 76	53
Acide phosphorique	4 64	3 80	96
Urobiline	0 56	0 76	64
Uroérythrine	0 40	0 51	79

2° Moyenne d'analyses exécutées pendant une période de régime végétal (un mois)

ÉLÉMENTS DOSÉS	Dosages par 24 heures	Normales	Pourcentage
Volume	1640 cc	1824 cc	81
Eléments fixes	63 g 03	76 g 00	82
Acidité	0 72	2 28	26
Chlore	8 12	7 60	120
Urée	26 93	34 20	79
Acide urique	0 49	0 76	60
Acide phosphorique	3 75	3 80	95
Urobiline	0 57	0 76	72
Uroérythrine	0 35	0 51	68

De la comparaison des deux graphiques superposés ci-dessous, il résulte que les échanges sont légèrement augmentés et que l'acidité a diminué dans une proportion à laquelle l'activité ne pouvait arriver à l'abaisser, qu'enfin que l'urobiline a augmenté pendant que l'uroérythrine a diminué lors des passages du régime mixte au régime végétal.

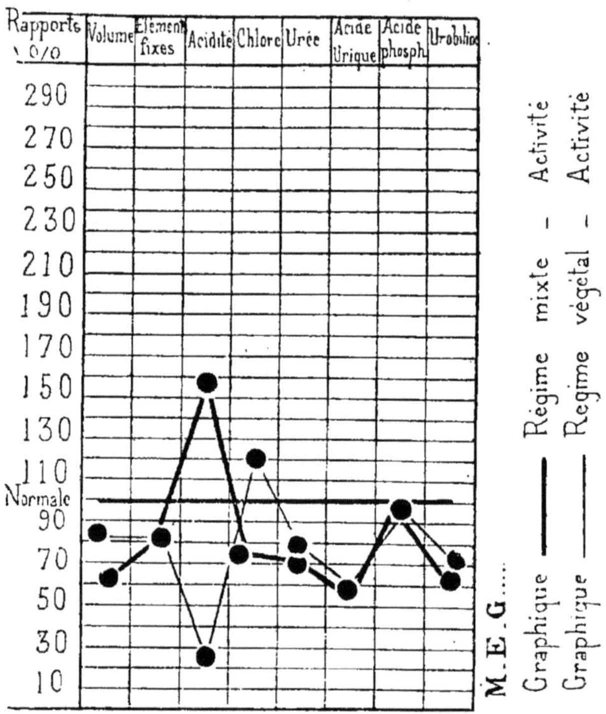

ACTIVITÉ — SÉDENTARITÉ

— Montrons maintenant l'influence combinée de l'activité ou de sédentarité avec le régime.

M. V. T...

Age	46 ans.	Coefficient biologique = 80
Taille	1 m. 70.	
Carrure	0 m. 48.	
Poids corporel	92 kilogs.	

1° Analyse exécutée lors d'une période de travail actif, régulier et d'habitudes alimentaires du régime mixte :

ÉLÉMENTS DOSÉS	Dosages par 24 heures	Normales	Pourcentage
Volume	1.750cc	1.920cc	91
Eléments fixes	76gr 20	80gr 00	96
Acidité	2 52	2 40	105
Chlore	7 90	8 00	98
Urée	35 30	36 00	98
Acide urique	0 83	0 80	103
Acide phosphorique	3 68	4 00	92
Urobiline	0 77	0 80	96
Uroérythrine	0 46	0 53	87

Cette analyse est très remarquable, c'est un des très rares cas ou l'urine ait été trouvée avoir une composition aussi rapprochée de la normale ainsi que le montre bien le tracé ci-dessous :

2° Analyse exécutée à la suite d'une modification de régime dans le sens d'une alimentation très azotée

ÉLÉMENTS DOSÉS	Dosages par 24 heures	Normales	Pourcentage
Volume	1.450cc	1.920cc	75
Eléments fixes	65gr 39	80gr 00	81
Acidité	8 99	2 40	379
Chlore	8 71	8 00	109
Urée	30 45	36 00	84
Acide urique	0 57	0 80	71
Acide phosphorique	3 58	4 00	89
Urobiline	0 62	0 80	78
Uroérythrine	0 51	0 53	96

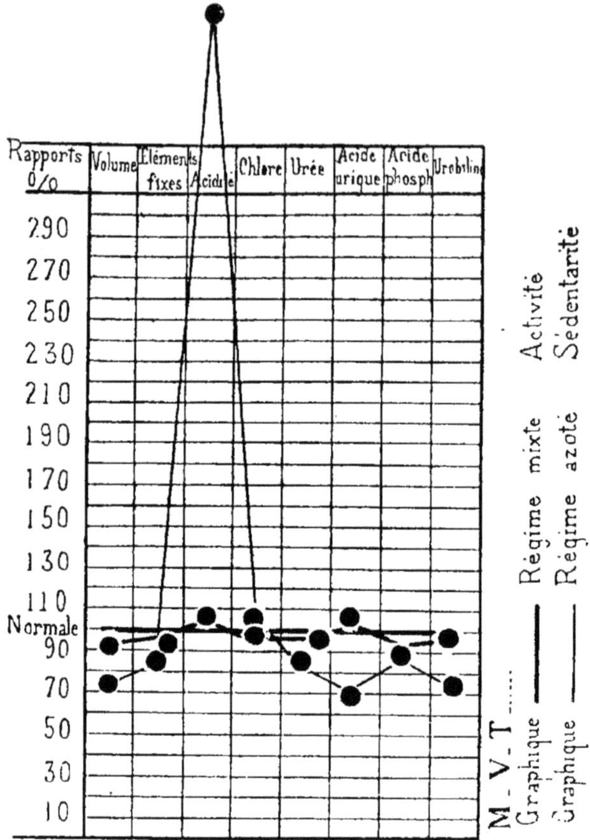

En sens inverse du cas précédents l'*uroérythrine* a augmenté et l'*urobiline* diminué par transformation du régime mixte en régime carné.

BOISSONS ALCOOLIQUES

— Recherchons maintenant l'influence des boissons alcooliques.

Exemple :

M. G. L...,

Age	26 ans.	Coefficient biologique = 65
Taille	1 m. 68.	
Carrure	0 m. 39.	
Poids	63 kilogs.	
Exercice	modéré.	

1° Analyse éxécutée pendant une période de régime mixte

ÉLÉMENTS DOSÉS	Dosages par 24 heures	Normales	Pourcentage
Volume	2.090cc	1.560cc	134
Eléments fixes	70gr 85	65gr 00	109
Acidité	4 25	1 95	218
Chlore	12 87	6 50	198
Urée	22 49	29 25	94
Acide urique	0 81	0 65	98
Acide phosphorique	3 60	3 25	111
Urobiline	0 83	0 65	128
Uroérythrine	0 96	0 43	104

2° Analyse exécutée le lendemain d'une exagération dans l'absorption des boissons alcooliques :

ÉLÉMENTS DOSÉS	Dosages par 24 heures	Normales	Pourcentage
Volume	1.560cc	1.560cc	100
Éléments fixes	59gr 80	65gr 00	92
Acidité	5 85	1 95	300
Chlore	14 17	6 50	218
Urée	20 10	29 25	79
Acide urique	0 63	0 65	97
Acide phosphorique	3 51	3 25	108
Urobiline	0 73	0 65	113
Uroérythrine	0 48	0 43	112

Par suite d'exagération dans l'emploi de boissons alcooliques, il y a eu diminution des échanges généraux et surproduction des pigments d'ensemble ; *urobiline* et *uroérythrine :* surproduction relative seulement pour le premier, absolue pour le second, ce qui explique l'abondante pigmentation des sédiments à la suite d'ingestions copieuses de liquides à base d'alcool.

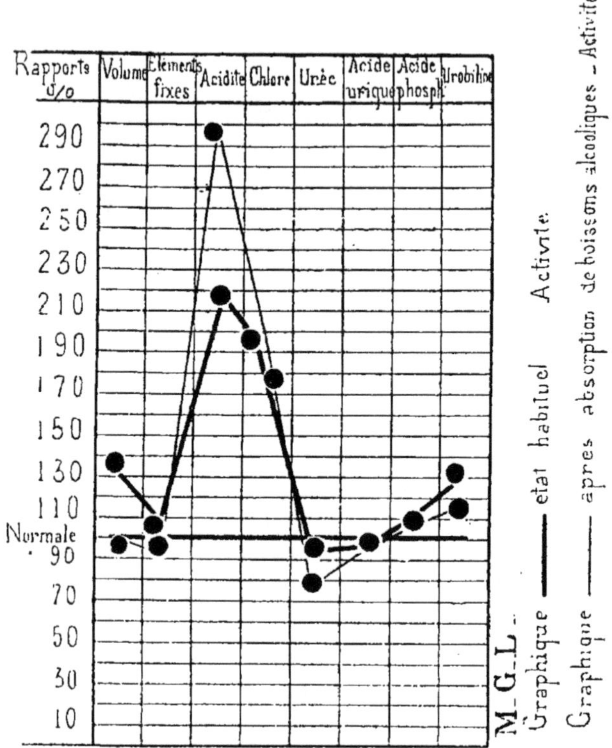

RÉGIME LACTÉ

— L'influence du régime lacté chez un sujet à régime partiel azoté éthylique se traduit enfin de la façon ci-dessous :

M. G. L...,

Age	39 ans	Coefficient biologique = 78
Taille	1 m.57	
Carrure	0 m.45	
Poids corporel	81 kil.	

1° Analyse (régime azoté éthylique — activité)

ÉLÉMENTS DOSÉS	Dosages par 24 heures	Normales	Pourcentage
Volume	1.460cc	1.872cc	78
Eléments fixes	75gr 66	78gr 00	97
Acidité	5 90	2 34	250
Chlore	6 86	7 80	88
Urée	28 43	35 10	81
Acide urique	0 61	0 78	82
Acide phosphorique	3 82	3 90	98
Urobiline	0 63	0 78	81
Uroérythrine	0 53	0 52	102

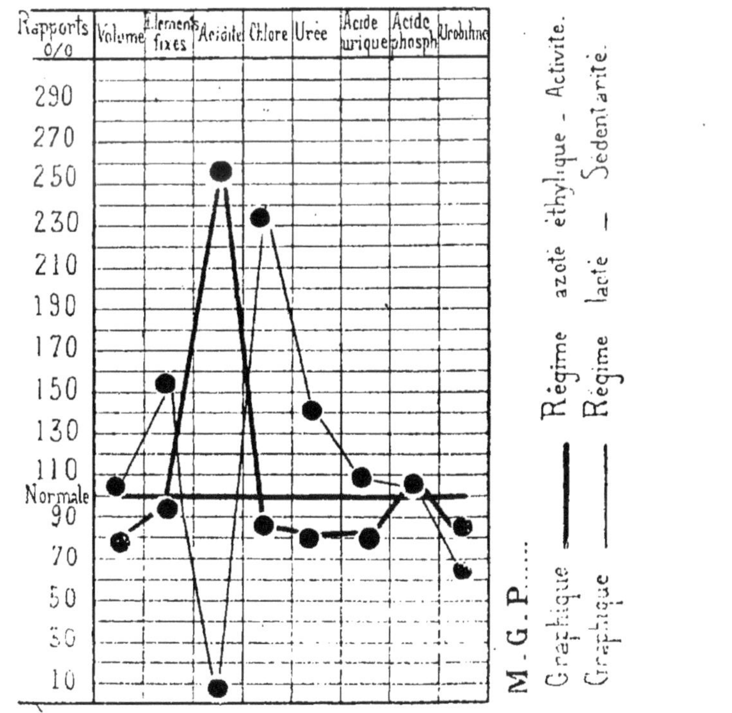

2e Analyse (régime lacté — Sédentarité)

ÉLÉMENTS DOSÉS	Dosages par 24 heures	Normales	Pourcentage
Volume	1.872cc	1.872cc	100
Eléments fixes	111gr93	78gr 00	153
Acidité	0 00	2 34	0
Chlore	18 72	7 80	240
Urée	49 49	35 10	141
Acide urique	0 85	0 78	110
Acide phosphorique	4 13	3 90	106
Urobiline	0 52	0 78	67
Uroérythrine	0 37	0 52	71

Dans le cas de régime lacté, il y a chute parallèle de la pigmentation urinaire : l'*urobiline* comme l'*uroérythrine* primitivement surélevées par le régime éthylique du sujet tombent de beaucoup au-dessous de la normale, tandis qu'au contraire l'ensemble des échanges s'accroit, l'ensemble des éléments fixes dépasse la normale d'excrétion.

ENTRAINEMENT PHYSIQUE

— Nous allons maintenant essayer de dégager de quelques autres analyses l'influence sur la production des pigments urinaires de l'action de l'activité physique telle que nous la comprenons d'après les recherches en collaboration avec le docteur Lagrange (1) faites sur nous-mêmes comme sujets d'expérience.

Exemple :

M. F. L...

Age	**47 ans.**	**Coefficient biologique = 77**
Taille	**1 m. 755.**	
Carrure	**0 m. 425.**	
Poids corporel	**83 kilogs**	
Régime	**mixte.**	
Exercice actif	**habituel.**	

(1) F. Lagrange. — L'exercice chez les adultes, Alcan, Paris, 1891. — La médication par l'exercice, Alcan, Paris, 1894.

1re Analyse à l'état habituel d'entraînement

ÉLÉMENTS DOSÉS	Dosages par 24 heures	Normales	Pourcentage
Volume	776cc	1848cc	42
Eléments fixes	56gr 21	77gr 00	73
Acidité	3 85	2 31	167
Chlore	5 30	7 70	70
Urée	48 69	34 65	66
Acide urique	0 45	0 77	59
Acide phosphorique	2 01	3 85	53
Urobiline	0 52	0 77	68
Uroérythrine	0 41	0 51	80

2e Analyse après un travail excessif de 2 heures d'aviron sans entraînement préalable

ÉLÉMENTS DOSÉS	Dosages par 24 heures	Normales	Pourcentage
Volume	803cc	1848cc	44
Eléments fixes	56gr 21	77gr 00	73
Acidité	9 05	2 31	392
Chlore	8 93	7 70	116
Urée	32 52	34 65	65
Acide urique	0 56	0 77	73
Acide phosphorique	2 54	3 85	66
Urobiline	0 56	0 77	74
Uroérythrine	0 46	0 51	90

3e Analyse après un travail excessif de 2 heures d'aviron avec entraînement préalable

ÉLÉMENTS DOSÉS	Dosages par 24 heures	Normales	Pourcentage
Volume	1711cc	1848cc	98
Eléments fixes	66gr 99	77gr 99	87
Acidité	0 73	2 31	32
Chlore	8 93	7 70	116
Urée	30 49	34 65	88
Acide urique	0 73	0 77	95
Acide phosphorique	3 46	3 85	90
Urobiline	0 62	0 77	81
Uroérythrine	0 40	0 51	79

Spécialement au point de vue pigmentaire, ces trois analyses indiquent l'exagération de la production de l'*uroérythrine* par rapport à l'*urobiline* dans le travail sans entraînement et sa

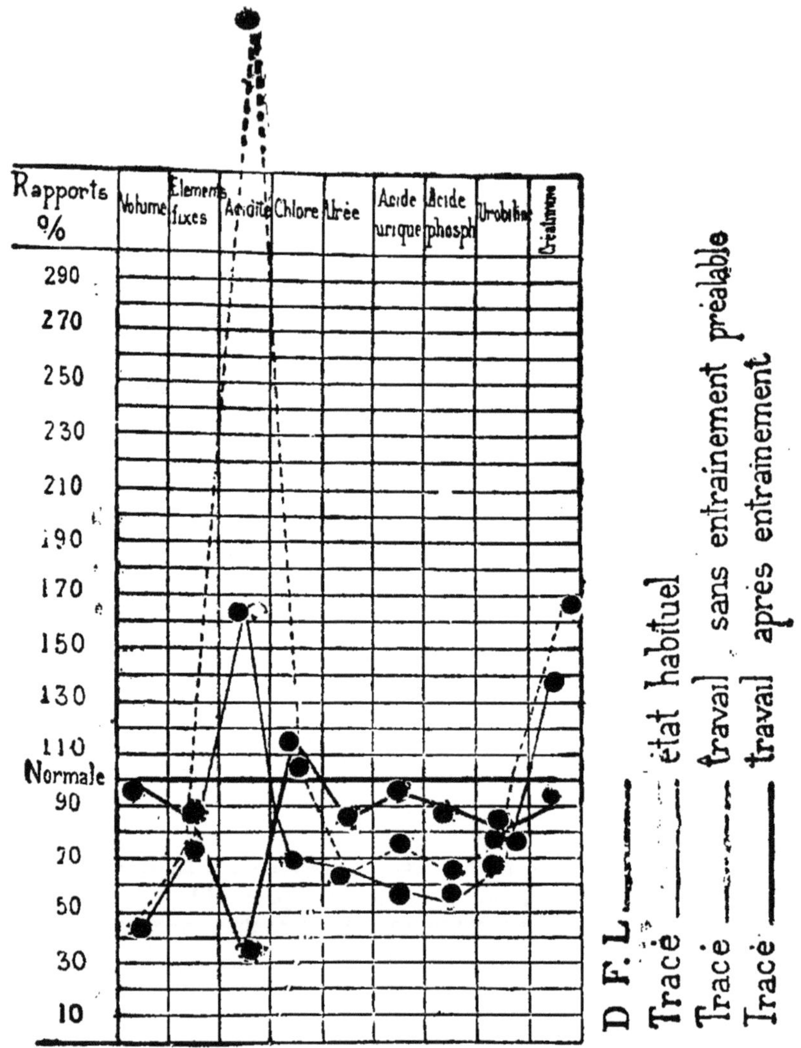

diminution relative en sens contraire dans le travail avec entraînement : d'où l'explication encore possible croyons-nous, de la faible coloration des dernières relativement à la forte teinte des premières.

FATIGUE PHYSIQUE

— Comme contrepartie et contr'étude à ces résultats nous donnerons les deux observations opposées ci-dessous :

Tout d'abord un exemple de non entraînement physique.

M. E. G...

Age	39 ans.	Coefficient biologique = 79
Taille	1 m. 80.	
Carrure	0 m. 45.	
Poids corp.	82 kilogs.	
Régime	mixte.	
Exercice	Faible (sédentarité)	

1re Analyse en l'état habituel de sédentarité

ÉLÉMENTS DOSÉS	Dosages par 24 heures	Normales	Pourcentage
Volume	1450cc	1896cc	76
Eléments fixes	67gr 90	79gr 00	86
Acidité	4 70	2 37	198
Chlore	7 25	7 20	91
Urée	29 30	35 55	82
Acide urique	0 38	0 79	48
Acide phosphorique	3 45	3 95	86
Urobiline	0 59	0 79	75
Uroérythrine	0 42	0 53	79

2e Analyse après un exercice exagéré de 2 heures d'aviron sans entraînement, ayant amené une perte de poids de 2.400 gr.

ÉLÉMENTS DOSÉS	Dosages par 24 heures	Normales	Pourcentage
Volume	1250cc	1896cc	65
Eléments fixes	71gr 70	79gr 00	91
Acidité	5 64	2 87	232
Chlore	6 06	7 90	77
Urée	30 24	35 55	85
Acide urique	0 37	0 79	47
Acide phosphorique	2 86	3 95	75
Urobiline	0 70	0 79	89
Uroérythrine	0 49	0 53	92

Ensuite un premier exemple d'entraînement physique dépassé par l'exagération du travail.

M. L. D...

Age	36 ans.	Coefficient biologique = 55
Taille	1 m. 60	
Carrure	0 m. 40.	
Poids corporel	48 k. 200	
Régime	mixte.	
Exercice	modéré.	

1re Analyse à l'état habituel : travail et exercice réguliers

ÉLÉMENTS DOSÉS	Dosages par 24 heures	Normales	Pourcentage
Volume	1700cc	1320cc	128
Eléments fixes	55gr 47	55gr 00	100
Acidité	5 13	1 65	311
Chlore	8 38	5 50	152
Urée	23 68	24 95	94
Acide urique	0 76	0 55	138
Acide phosphorique	3 71	2 75	134
Urobiline	0 48	0 55	87
Uroérythrine	0 24	0 37	65

2e Analyse après une course en bicyclette de 164 kilomètres (avec vent debout très violent estimé à une résistance double à la normale) n'ayant cependant amené qu'une perte de 600 grammes.

ÉLÉMENTS DOSÉS	Dosages par 24 heures	Normales	Pourcentage
Volume	650cc	1320cc	48
Eléments fixes	40gr 92	55gr 00	74
Acidité	2 04	1 65	123
Chlore	2 78	5 50	50
Urée	21 06	24 95	84
Acide urique	0 25	0 55	45
Acide phosphorique	1 35	2 75	49
Urobiline	0 42	0 55	76
Uroérythrine	0 38	0 37	103

Dans les deux cas, il y a eu surproduction nette des deux pigments, mais surtout de l'*uroérythrine*.

Autre exemple de même exagération de la formation de l'*urobiline* (seule dosée en ce cas) sous l'influence d'une exagération dans le travail chez un sujet cependant bien entraîné.

M. M...

Age	35 ans.	Coefficient biologique = 78
Taille	1 m. 68.	
Carrure	0 m. 43.	
Diamètre antéro-postérieur	0 m. 25.	
Tour du bassin	1 m. 02.	
Tour de la poitrine (passage de la sangle)	0 m. 98.	
Tour du poignet	0 m. 18.	
Poids corporel	96 kil. 5	
Régime	azoté.	
Exercice	irrégulier.	

1re Analyse exécutée le lendemain d'un trajet en bicyclette de 180 kilomètres, sur route

ÉLÉMENTS DOSÉS	Dosages par 24 heures	Normales	Pourcentage
Volume	2920cc	1872cc	155
Eléments fixes	290gr 90	78gr 00	133
Acidité	4 81	2 34	206
Urée	40 03	35 80	111
Urobiline	1 63	0 78	218
Glucose	197 10	» »	»

2° Analyse exécutée après 8 jours de traitement de Vichy

ÉLÉMENTS DOSÉS	Dosages par 24 heures	Normales	Pourcentage
Volume	1570cc	1872cc	83
Eléments fixes	121gr 69	78gr 00	83
Acidité	3 92	2 34	167
Chlore	9 95	7 80	127
Urée	30 17	35 80	86
Acide urique	0 76	0 78	97
Acide phosphorique	3 56	3 90	91
Urobiline	0 77	0 78	98
Glucose	56 78	» »	»

3° Analyse exécutée après 20 jours de séjour à Vichy ; traitement de la source de l'Hôpital, 4 verres par jour

ÉLÉMENTS DOSÉS	Dosages par 24 heures	Normales	Pourcentage
Volume	?	» »	» »
Eléments fixes	46gr 74	» »	» »
Acidité	0 25	» »	» »
Urobiline	0 36	» »	» »
Glucose	0 00	» »	» »

4° Analyse exécutée après un voyage (consécutif à l'analyse précédente) de 3 jours de bicyclette dans les montagnes d'Auvergne — pendant lequel : moyenne de 150 kilomètres par jour et passages multiples à des altitudes de 1.308 mètres

ÉLÉMENTS DOSÉS	Dosages par 24 heures	Normales	Pourcentage
Volume	2060cc	1848cc	111
Eléments fixes	68gr 47	77gr 00	87
Acidité	5 19	2 11	225
Chlore	15 47	7 70	201
Urée	27 81	34 65	85
Acide urique	0 90	0 77	187
Acide phosphorique	3 25	3 85	84
Urobiline	0 80	0 77	104
Glucose	4 45	» »	»

Enfin, exemple opposé de la diminution dans la production pigmentaire urinaire par l'exercice chez un sujet entraîné, malgré la quantité considérable de travail effectué en un court laps de temps, mais sans fatigue réelle cependant.

M. G...

Age	28 ans.	Coefficient biologique = 72
Taille	$1^{m}716$.	
Carrure	$0^{m}435$.	
Poids corporel	70 kilogs.	

1° Analyse en temps physiologique sans exercice récent de vélocipédie

ÉLÉMENTS DOSÉS	Dosages par 24 heures	Normales	Pourcentage
Volume	2275 cc	1730 cc	131
Eléments fixes	73 gr 42	72 gr 00	102
Acidité	4 69	2 16	217
Chlore	14 06	7 20	195
Urée	29 73	32 40	92
Acide urique	0 68	0 72	94
Acide phosphorique	3 94	3 60	109
Urobiline	0 91	0 72	126

2° Analyse (mêmes conditions)

ÉLÉMENTS DOSÉS	Dosages par 24 heures	Normales	Pourcentage
Volume	1725 cc	1736 cc	100
Éléments fixes	67 gr 04	72 gr 00	93
Acidité	6 54	2 16	303
Chlore	13 32	7 20	185
Urée	25 23	32 40	77
Acide urique	0 66	0 72	92
Acide phosphorique	3 85	3 60	107
Urobiline	0 81	0 72	112

3° Analyse après un trajet de 75 kilom. 500 sur piste en bicyclette (train : 20 kilom. à l'heure)

ÉLÉMENTS DOSÉS	Dosages par 24 heures	Normales	Pourcentage
Volume	2000cc	1730cc	115
Éléments fixes	88gr 02	72gr 00	122
Acidité	8 24	2 16	381
Chlore	17 00	7 20	236
Urée	42 18	32 40	130
Acide urique	0 46	0 72	64
Acide phosphorique	3 76	3 60	105
Urobiline	0 74	0 72	103

ALTITUDE

— Reste pour être complet à signaler l'influence du climat sur cette production pigmentaire : les deux analyses ci-dessous donnent des indications en ce sens :

M. G. de F...

Age	30 ans.	Coefficient biologique = 64
Taille	1m63.	
Carrure	0m41.	
Poids corporel	62 kilogs.	
Régime alimentaire	mixte.	
Exercice	faible.	

1° Analyse exécutée à Paris (altitude moyenne, environ 50m)

ÉLÉMENTS DOSÉS	Dosages par 24 heures	Normales	Pourcentage
Volume	1800cc	1536cc	117
Éléments fixes	46gr 74	64gr 00	73
Acidité	5 25	1 92	273
Chlore	5 36	6 40	83
Urée	23 90	28 80	82
Acide urique	0 55	0 64	85
Acide phosphorique	2 30	3 20	71
Urobiline	0 36	0 64	56
Uroérythrine	0 24	0 43	55

2° Analyse exécutée pendant un séjour à une altitude de 1415ᵐ (station balnéaire de Louesch, en Suisse) sans traitement

ÉLÉMENTS DOSÉS	Dosages par 24 heures	Normales	Pourcentage
Volume	2500cc	1536cc	162
Éléments fixes	64gr 50	64gr 00	100
Acidité	0 50	1 92	26
Chlore	5 55	6 40	86
Urée	33 87	28 80	117
Acide urique	1 25	0 64	195
Acide phosphorique	4 50	3 20	140
Urobiline	0 50	0 64	78
Uroérythrine	0 27	0 43	63

On y voit les échanges généraux augmenter, mais ni l'*urobiline* ni l'*uroérythrine*, — dont la docimasie s'élève parallèlement pour les deux pigments normaux — n'atteindre l'augmentation absolue de l'ensemble des éléments fixes urinaires.

CHAPITRE VIII

Variations pathologiques de l'urobiline et de l'uroérythrine urinaires

Les variations absolues et relatives des deux pigments urinaires normaux peuvent conduire à un grand nombre de conclusions séméiologiques.

Nous commencerons par donner quatre analyses : l'une de goutteux, la seconde de rhumatisant chronique, la troisième de tuberculeux, la quatrième de carcinomateux, c'est-à-dire de l'ensemble des états diathésiques où l'on ne constate aucune augmentation des pigments urinaires considérés comme normaux.

OBSERVATION I

Mme M...

Age	39 ans.	Coefficient biologique = 70
Taille	1 m 67.	
Carrure	0 m 41.	
Poids corporel	64 kilogs.	
Régime	mixte.	
Exercice	actif.	

Docimasie normale

ÉLÉMENTS CONSTATÉS	Dosages par litre	Dosages par 24 heures	Normales	Pourcentage
Volume	»	1000 cc	1682 cc	59
Éléments fixes	63 gr 05	63 gr 05	70 gr »	90
Acidité	3 94	3 94	2 10	187
Chlore	9 56	9 56	7 »	136
Urée	29 16	29 16	31 50	92
Acide urique	» 56	» 56	» 70	80
Acide phosphorique	2 20	2 20	3 50	63
Urobiline	» 56	» 56	» 70	80
Uroérythrine	» 35	» 56	»	»

Recherches et docimasie anormales

Skatol	traces nettes
Peptones	traces
Sérine	traces infinitésimales

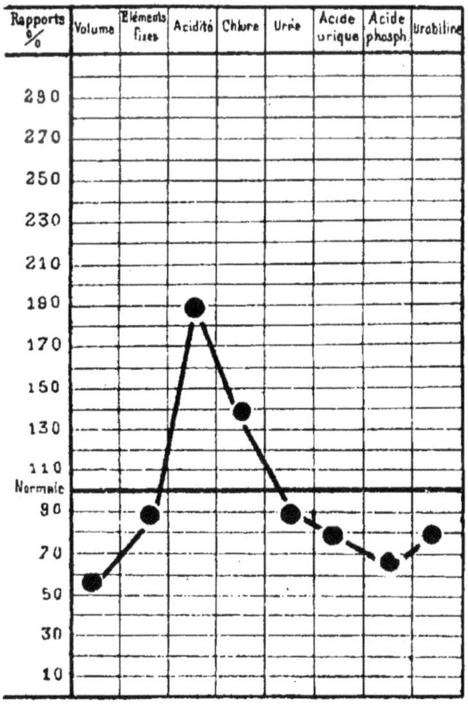

Rapports %	Volume	Éléments fixes	Acidité	Chlore	Urée	Acide urique	Acide phosph.	Urobiline
290								
270								
250								
230								
210								
190								
170								
150								
130								
110								
Normale								
90								
70								
50								
30								
10								

Mme M..., est une goutteuse n'ayant d'autres manifestations que la dyspepsie : dyspepsie qui se traduit urologiquement, le voit-on, par la présence des peptones et une exagération de l'excrétion chlorurée, ce qui en ferait, d'après nos conclusions personnelles de la dyspepsie hypochlorhydrique.

OBSERVATION II

M. L...

Age	61 ans.	Coefficient biologique = 67
Taille	1m68.	
Carrure	0m42.	
Poids corporel	69 kilogs.	
Régime	mixte.	
Exercice	modéré.	

Docimasie normale

ÉLÉMENTS CONSTATÉS	Dosages par litre	Dosages par 24 heures	Normales	Pourcentage
Volume	»	1700cc	1608cc	185
Éléments fixes	47gr44	80gr64	67gr »	120
Acidité	4 28	7 27	2 01	356
Chlore	4 72	8 02	6 70	119
Urée	20 97	35 64	30 15	103
Acide urique	» 41	» 69	» 67	103
Acide phosphorique	2 08	3 53	3 5	105
Urobiline	» 40	» 68	» 67	101
Uroérythrine	» 24	» 40	»	»

Recherches et docimasie anormales

Sérine	traces infinitésimales
Oxalate de chaux	traces
Indican	traces faibles
Skatol	traces faibles

M. L... est un rhumatisant goutteux sans manifestations bien caractérisées, il est cependant un peu nerveux, impressionnable, et la présence dans son analyse urinaire d'indican

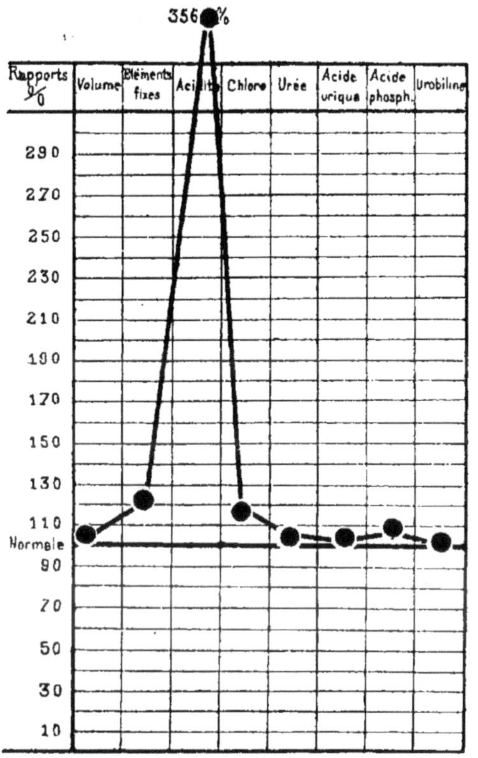

et de skatol pourrait faire rapporter son cas à la neurasthénie hyperacide, selon nos travaux en collaboration avec les docteurs R. Vigouroux (1) et F. Lagrange (2).

(1) R. Vigouroux. — Neurasthénie et Arthritisme. — Paris, 1892.

(2) F. Lagrange. — Analyse du précédent travail du Dr Vigouroux. — Rev. mal. nut. 1893., p. 700.

OBSERVATION III

M. W...

Age	19 ans 1/2.	Coefficient biologique = 58
Taille	1 m.75.	
Carrure	0 m.40.	
Poids	55 kilogs.	
Régime	mixte.	
Exercice	modéré.	

Docimasie normale

ÉLÉMENTS CONSTATÉS	Dosages par litre	Dosages par 24 heures	Normales	Pourcentage
Volume	»	1460 cc	1392cc	104
Éléments fixes	51 g 93	75 g 81	58 g »	130
Acidité	0 00	0 00	1 74	0
Chlore	7 00	10 03	5 80	172
Urée	25 27	36 89	26 10	141
Acide urique	» 35	» 51	» 58	89
Acide phosphorique	2 08	3 03	2 90	104
Urobiline	» 42	» 61	» 58	105
Uroérythrine	» 26	» 37	»	»

Recherches et docimasie anormales

Sérine	0gr 07, 0gr 10.
Peptones	traces.
Skatol	traces nettes.

M. W..., est un jeune homme n'ayant jusqu'ici présenté aucun signe d'altération de santé. A la suite d'un refroidissement (faible) il eut subitement des douleurs rénales et se mit peu à peu à uriner du pus. Celui-ci examiné au point de vue bactériologique présentait manifestation des bacilles rectiligues se colorant d'après la méthode d'Erlich. Nous en faisons une

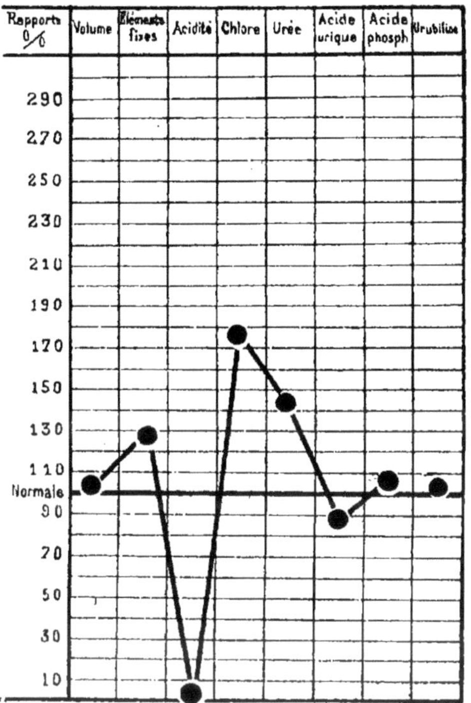

tuberculose locale évoluant chez un arthritique. (Le malade a un frère qui tousse et dont les crachats ont été aussi trouvés bacillaires par l'un des assistants de l'Institut Pasteur).

OBSERVATION IV

Mme H...

Age	42 ans.	
Taille	1 m. 59.	
Carrure	0 m. 40.	Coefficient biologique
Poids	51 kilogs.	= 63
Régime	mixte.	
Exercice	faible.	

Docimasie normale

ÉLÉMENTS CONSTATÉS	Dosages par litre	Dosages par 24 heures	Normales	Pourcentage
Volume	»	620 cc	1520 cc	41
Eléments fixes	21 g 82	13 g 52	63 g »	21
Acidité	1 15	» 69	1 89	31
Chlore	5 52	3 42	6 30	54
Urée	11 45	7 09	28 35	25
Acide urique	» 35	» 21	» 63	33
Acide phosphorique	1 14	» 70	3 15	22
Urobiline	» 30	» 18	» 63	28
Uroérythrine	» 18	» 11	»	»

Recherches et docimasie anormales

Indican	traces infinitésimales.
Skatol	id.
Sérine	id.

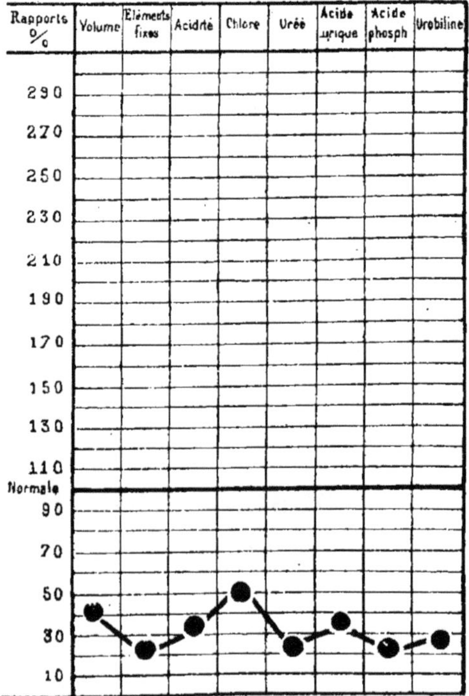

Pour Mme H..., les renseignements cliniques qui nous ont été communiqués sont : cancer du sein. L'état des échanges est considérablement ralenti, presque suspendu, puisqu'il n'atteint que le cinquième de la normale, sans raison apparente au point de vue physiologique autre que l'état morbide spécial du sujet.

Ces premières diathèses posées et après avoir rappelé que l'*urobiline* urinaire augmente dans tous les états fébriles, c'est-à-dire par toute destruction globulaire hématique exagérée par l'hyperthermie nous allons envisager les principaux cas de maladies chroniques donnant urologiquement lieu à de l'hyperurobilinurie et à de l'hyperuroérythrinurie, c'est-à-dire à notre séméiologie spéciale aux pigments urinaires normaux.

OBSERVATION V

M. F...

Age	43 ans.	Coefficient biologique = 63
Taille	1 m. 53.	
Carrure	0 m. 38.	
Poids	49 kil. 190.	
Régime	mixte lacté	
Exercice	nul.	

Docimasie normale

ÉLÉMENTS CONSTATÉS	Dosages par litre	Dosages par 24 heures	Normales	Pourcentage
Volume	» »	1900cc	1512cc	125
Eléments fixes	49gr 66	94gr 35	63gr »	149
Acidité	2 03	3 , 85	1 89	203
Chlore	7 82	11 84	6 30	203
Urée	24 73	46 98	28 35	165
Acide urique	» 32	» 60	» 63	95
Acide phosphorique	2 04	3 87	3 15	122
Urobiline	» 60	1 14	» 63	180
Uroérythrine	» 38	» 72	» »	»

Recherches et docimasie anormales

Oxalate de chaux	abondant (régulier)
Peptones	traces nettes
Indican	id.
Skatol	id.

M. F... est un dyspeptique constipé : seuls signes cliniques subjectifs. On lui trouve un foie déformé en même temps qu'abaissé. (Théorie de Glénard) (1).

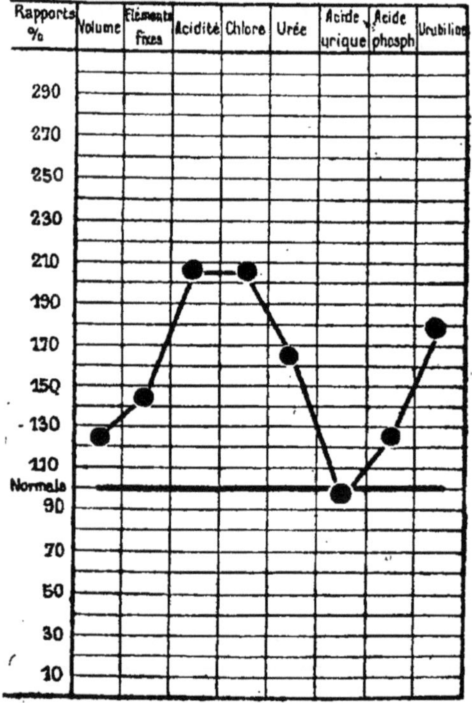

Pour nous, sa dyspepsie tout en étant hypochlorhydrique est secondaire et due à la mauvaise circulation hépatique (torpeur hépatique). Comme il s'agit d'un rhumatisant goutteux et qu'il n'y a pas un excès considérable d'*urobiline*, l'analyse urologique ne précise pas nettement s'il s'agit de congestion totale ou partielle.

(1) F. GLÉNARD. — Les ptoses viscérales. Diagnostic et nosographie. — Masson, Paris, 1899.

OBSERVATION VI

M. de W...

Age	51 ans.	Coefficient biologique = 75
Taille	1 m. 75.	
Carrure	0 m. 42.	
Poids	82 kilogs.	
Régime	lacté, mixte	
Exercice	actif.	

Docimasie normale

ÉLÉMENTS CONSTATÉS	Dosages par litre	Dosages par 24 heures	Normales	Pourcentage
Volume	» »	1900cc	1800cc	105
Eléments fixes	39gr 14	74gr 36	75gr »	94 (1)
Acidité	4 12	7 82	2 25	347
Chlore	4 61	8 75	7 50	116
Urée	15 75	29 96	33 75	88
Acide urique	» 35	» 66	» 75	88
Acide phosphorique	2 45	4 95	3 75	124
Urobiline	» 50	1 06	» 75	141
Uroérythrine	» 35	» 66	» »	»

Recherches et docimasies anormales

Glucose	1gr 89 3gr 59
Peptones	traces.
Oxalate de chaux	id.
Skatol	abondant.

(1) Déduction faite du sucre.

Il s'agit chez M. de W. d'un cas de diabète secondaire attribuable à de la congestion hépatique méconnue par le médecin de la localité, reconnue à Paris et signalée à notre examen urologique comme congestion d'origine hyperacide,

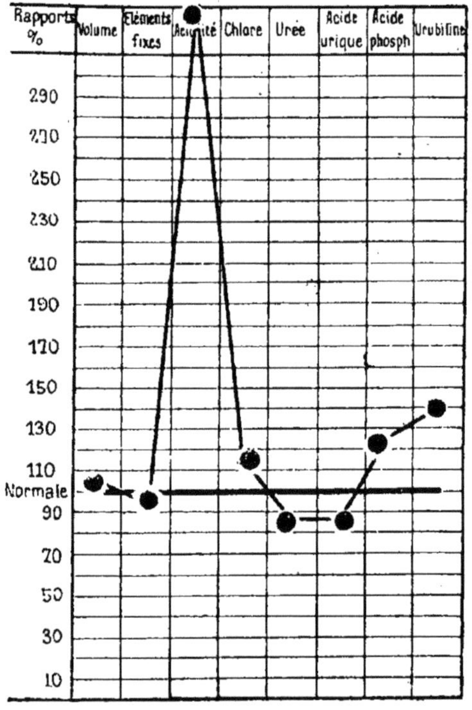

non diathésique, mais par suralimentation azotée. De fait, ainsi qu'on peut le constater à l'analyse suivante, la diminution du régime azoté amène la disparition de l'oxalate de chaux, des peptones et du glucose (analyse du même malade huit jours après la première).

Docimasie normale

ÉLÉMENTS CONSTATÉS	Dosages par litre	Dosages par 24 heures	Normales	Pourcentage
Volume	» »	1900cc	1800cc	105
Eléments fixes	38gr 47	73gr 09	75gr »	97
Acidité	3 65	6 73	2 25	308
Chlore	3 92	7 44	7 50	99
Urée	16 85	32 01	32 75	94
Acide urique	» 36	» 68	» 75	90
Acide phosphorique	2 17	4 12	3 75	109
Urobiline	» 60	1 14	» 75	152
Uroérythrine	» 38	» 72	» »	»

Eléments anormaux : néant.

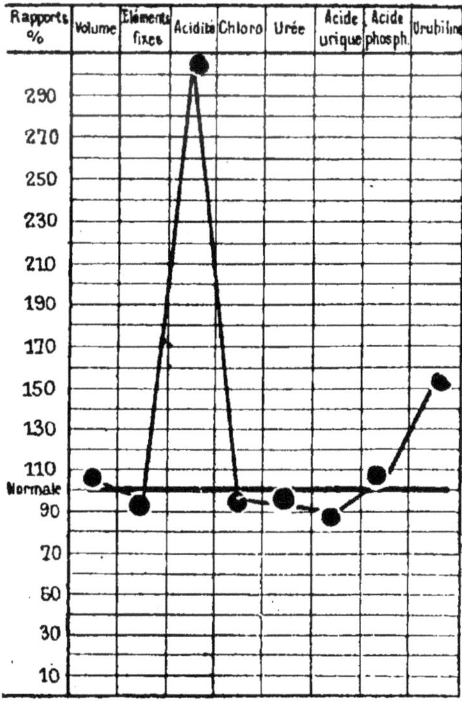

OBSERVATION VII

M. Z...

Age	53 ans.	Coefficient biologique = 68
Taille	1 m. 67.	
Carrure	0 m. 42.	
Poids	52 kil. 500	
Régime	mixte.	
Exercice	modéré.	

Docimasie normale

ÉLÉMENTS CONSTATÉS	Dosages par litre	Dosages par 24 heures	Normales	Pourcentage
Volume	» »	1600cc	1639cc	98
Eléments fixes	31gr 41	50gr 25	68gr »	73
Acidité	1 72	2 75	2 04	134
Chlore	7 45	11 92	6 80	175
Urée	14 26	22 81	30 60	86
Acide urique	» 37	» 59	» 68	54
Acide phosphorique	1 15	1 84	3 40	94
Urobiline	» 40	» 64	» 68	95
Uroérythrine	» 24	» 38	» »	»

Recherches et docimasie anormales

Peptones	traces.
Indican	traces nettes.
Skatol	id.

M. Z... est, dit-il, un dyspeptique nerveux. Pour nous, uroséméiologiquement parlant, c'est un neurasthénique hyper-

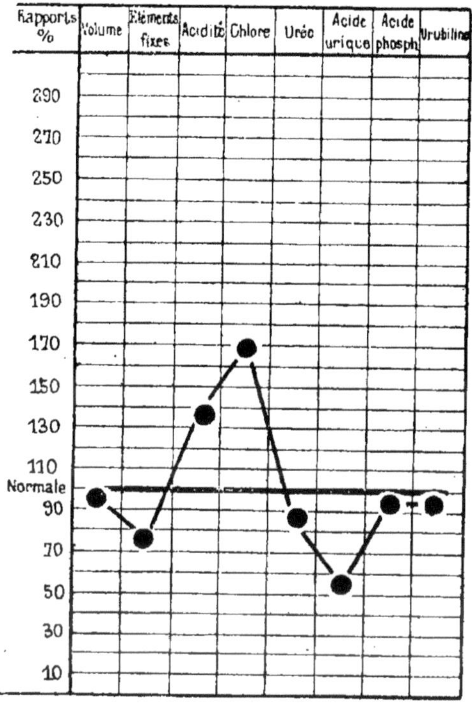

acide, avec stace sanguine hépatique localisée au lobe gauche et dyspepsie (hypochlorhydrique secondaire).

OBSERVATION VIII

Mme V...

Age	47 ans.	Coefficient biologique = 55
Taille	1 m. 52.	
Carrure	0 m. 30.	
Poids	38 kilogs.	
Régime	lacté, jus de viande.	
Exercice	nul.	

Docimasie normale

ÉLÉMENTS CONSTATÉS	Dosages par litre	Dosages par 24 heures	Normales	Pourcentage
Volume	» »	500cc	1320cc	37
Eléments fixes	46gr 73	23gr 83	55gr »	42
Acidité	0 00	0 00	1 65	0
Chlore	4 72	2 36	5 50	43
Urée	21 71	10 85	24 75	43
Acide urique	» 41	» 23	» 55	41
Acide phosphorique	1 46	» 73	2 75	26
Urobiline	» 65	» 32	» 55	58
Uroérythrine	» 41	» 20	» »	»

Recherches et docimasie anormales

Uromélanine	traces nettes.
Peptones	traces faibles.
Sérine	id.
Indican	id.
Skatol	id.

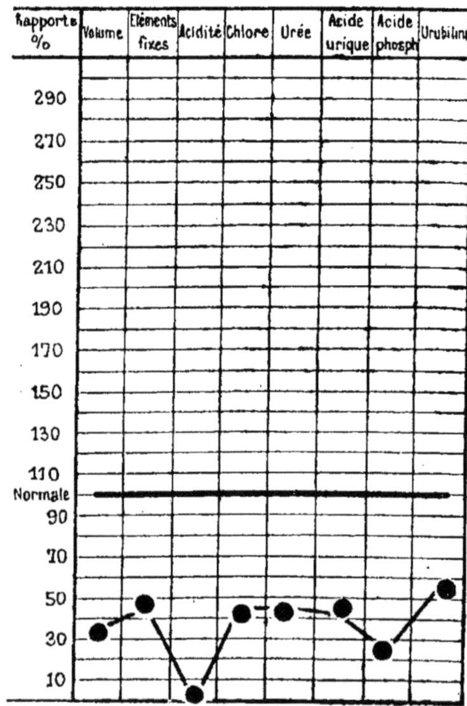

Mme V..., est, de l'avis de son médecin ordinaire et des consultants, atteinte de cancer du foie. Son anémie est accusée sans être très accentuée cependant. Nous estimons que ce fait tient à ce que, contrairement au cas du cancer du sein précité, il y a chez Mme V..., un état diathésique hyperacide virtuel (diminution de Ph O^5 par rapport aux éléments fixes) qui enraie son auto-intoxication leucomanique.

OBSERVATION IX

M. R...

Age	55 ans.	Coefficient biologique = 77
Taille	1 m. 52.	
Carrure	0 m. 48.	
Poids	86 kilogs.	
Régime	mixte.	
Exercice	faible.	

Docimasie normale

ÉLÉMENTS CONSTATÉS	Dosages par litre	Dosages par 24 heures	Normales	Pourcentage
Volume	» »	2850cc	1848cc	154
Eléments fixes	79gr 16	232g 69	77gr »	140(1)
Acidité	2 72	7 86	2 31	340
Chlore	4 98	14 02	7 70	182
Urée	13 27	37 84	34 65	109
Acide urique	» 45	1 33	» 77	172
Acide phosphorique	1 54	4 41	3 85	114
Urobiline	» 48	1 25	» 77	162
Uroérythrine	» 29	» 79	» »	»

Recherches et docimasie anormales

Glucose	43 gr. 74, 124 gr. 65.
Oxalate de chaux	traces.
Sérine	0 gr. 05, 0 gr. 14.
Indican	traces faibles.
Acide oxybutyrique	abondant.

(1) Glucose déduit.

M. R... est un vieux diabétique à foie très développé. Cette observation de diabète hépatique vrai est très instructive, en ce sens qu'elle dénote — six mois avant la mort du sujet en

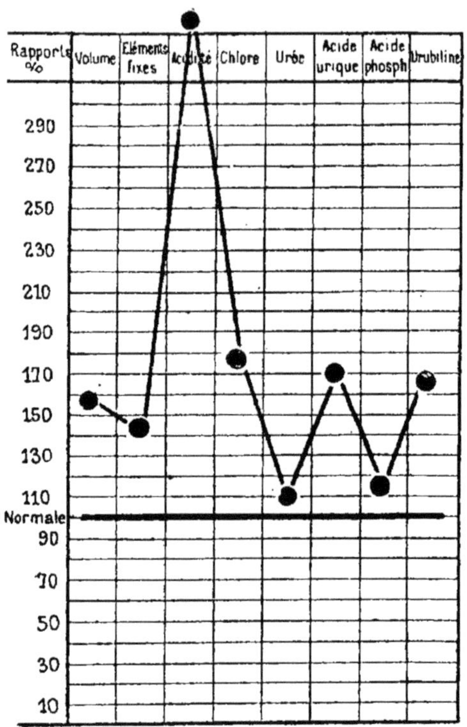

côma à la suite d'un anthrax — la présence d'acide oxybutyrique auquel on attribue maintenant, d'après le professeur Lépine, les accidents d'auto-intoxication dits acétonhémiques.

OBSERVATION X

M. V...

Age	35 ans.	Coefficient biologique = 63
Taille	1 m. 72.	
Carrure	0 m. 37.	
Poids	55 kil. 500.	
Régime	mixte.	
Exercice	actif.	

Docimasie normale

ÉLÉMENTS CONSTATÉS	Dosages par litre	Dosages par 24 heures	Normales	Pourcentage
Volume	» »	2470cc	1512cc	163
Eléments fixes	132gr 37	326gr 95	63gr »	110 (1)
Acidité	2 90	7 26	1 89	378
Chlore	5 25	12 96	6 30	205
Urée	15 07	37 22	28 35	131
Acide urique	» 36	» 88	» 63	139
Acide phosphorique	1 48	3 65	3 15	115
Urobiline	» 80	1 97	» 63	312
Uroérythrine	» 20	» 49	» »	»

Recherches et docimasie anormales

Glucose	101 gr. 80, 251 gr. 44.
Acétone	traces faibles.
Sérine	id.
Peptones	id.
Oxalate de chaux	id.

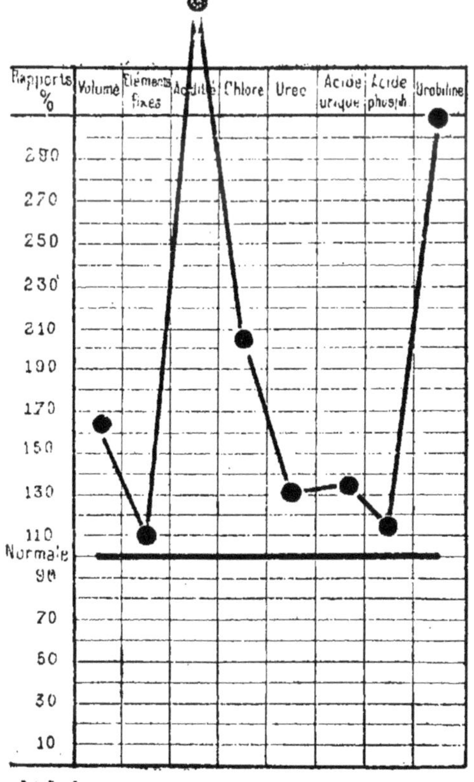

(1) Glucose déduit.

L'observation de M. V... est une des plus intéressantes observations du diabète pancréatique que nous ayions eu l'occasion de recueillir.

Le malade, de l'avis de tous les médecins que l'ont vu, offre un cas type de diabète pancréatique et, de fait, uroséméiologiquement parlant, nous trouvons qu'il en est ainsi puisque, proportionnellement à son *urobiline* qui est 1gr. 97 par 24 heures, nous devrions avoir $\frac{1.79 \times 2}{3} = 1^{gr.}31$ d'*uroérythrine* totale et que nous n'en trouvons que 0gr. 49.

OBSERVATION XI

Mme D...

Age	40 ans.	Coefficient biologique = 71
Taille	1 m. 67.	
Poids	70 kilogs.	
Carrure	0 m. 44.	
Régime	mixte.	
Exercice	moyen.	

Docimasie normale

ÉLÉMENTS CONSTATÉS	Dosages par litre	Dosages par 24 heures	Normales	Pourcentage
Volume	» »	880cc (1)	1700cc	51
Eléments fixes	53gr 26	46gr 86	71gr »	66
Acidité	5 64	4 96	2 13	232
Chlore	3 84	3 37	7 10	47
Urée	25 70	22 61	31 95	70
Acide urique	» 47	» 41	» 71	57
Acide phosphorique	2 33	2 05	3 55	118
Urobiline	» 96	» 84	» 71	118
Uroérythrine	» 24	» 19	» »	»

Recherches et docimasie anormales

Sérine, peptones	traces.
Oxalate de chaux	id.
Indican	id.
Skatol	id.

(1) La malade a des alternances de polyurie et d'oligurie.

Le cas de Mme D... est celui d'une dyspeptique présentant des troubles plutôt intestinaux que gastriques ; et troubles particuliers aux matières grasses. L'analyse urologique décèle un excès isolé d'*urobiline* (presque sans *uroérythrine*) cas

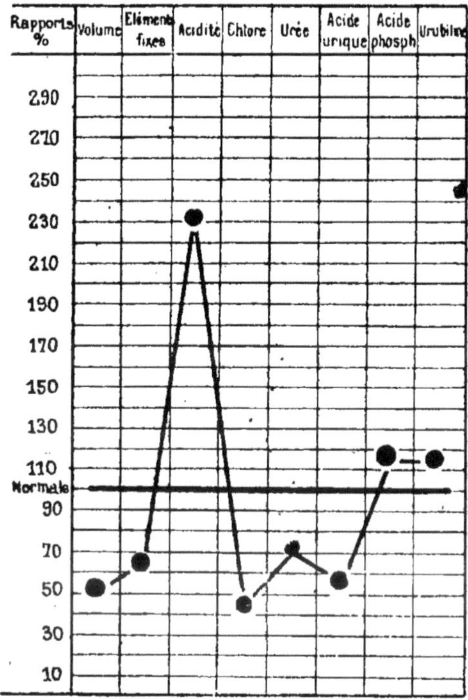

analogue à celui du diabète pancréatique précipité. De fait, la malade a maigri et sa dyspepsie nous semble attribuable à une lésion ou à un trouble de fonction pancréatique indéterminés, puisqu'il n'y a pas de diabète simultané.

OBSERVATION XII

M. L...

Age	39 ans.	Coefficient biologique = 74
Taille	1 m 65.	
Carrure	0 m 43.	
Poids	83 kilog.	
Régime	mixte.	
Exercice	modéré.	

Docimasie normale

ÉLÉMENTS CONSTATÉS	Dosages par litre	Dosages par 24 heures	Normales	Pourcentage
Volume	»	1300cc	1776cc	71
Eléments fixes	43gr98	57gr15	74gr »	78
Acidité	4 46	5 80	2 22	261
Chlore	6 55	8 52	7 40	115
Urée	15 32	19 92	33 30	60
Acide urique	» 57	» 74	» 74	100
Acide phosphorique	2 13	2 78	3 70	75
Urobiline	» 60	» 78	» 74	105
Uroérythrine	» 38	» 49		•

Recherches et docimasie anormales

Sérine	traces nettes
Indican	abondant

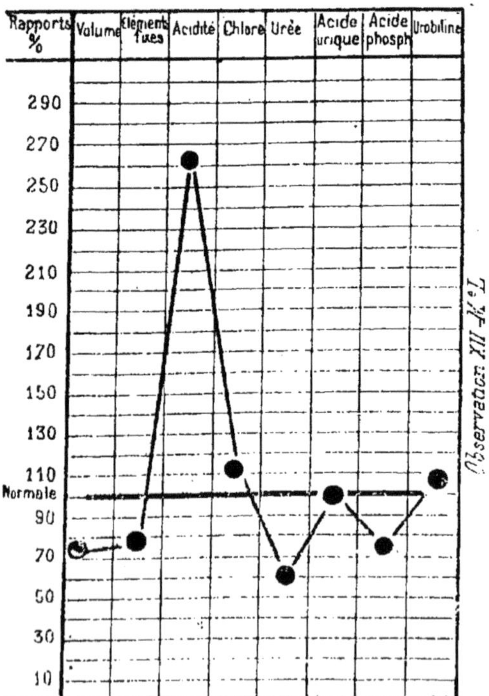

Le cas de M. L..., est un cas nèt de cirrhose alcoolique, avec ascite faible cependant, qu'explique l'oligurie relative constatée. La diminution considérable de l'urée correspond à la diminution des échanges liée à la saturation alcoolique. L'*urobiline* n'est pas très élevée toutefois, car le foie n'est pas très volumineux quoique dépassant les limites normales. On se trouve en présence d'un cas de cirrhose hypertrophique à forme régressive.

OBSERVATION XIII

Mme D...

Age	68 ans.	Coefficient biologique = 48
Taille	1 m. 50.	
Carrure	0 m. 35.	
Poids	48 kilogs.	
Régime	mixte.	
Exercice	faible.	

Docimasie normale

ÉLÉMENTS CONSTATÉS	Dosages par litre	Dosages par 24 heures	Normales	Pourcentage
Volume	» »	640cc	1152cc	55
Eléments fixes	64gr 09	41gr 01	48gr »	85
Acidité	5 26	3 36	1 44	233
Chlore	6 54	4 08	4 80	85
Urée	32 94	21 08	21 60	97
Acide urique	» 41	» 26	» 48	54
Acide phosphorique	2 09	1 32	2 40	55
Urobiline	1 92	1 22	» 48	253
Uroérythrine	1 28	1 81	» »	»

Recherches et docimasie anormales

Sérine	traces nettes
Peptones	id.
Skatol	id.
Oxalate de Chaux	traces.

Ce cas de cirrhose est extrêmement intéressant en ce sens que jusqu'à l'analyse urologique, comme dans beaucoup d'autres cas d'ailleurs, la maladie a été méconnue, cliniquement parlant, et pourtant le sujet, Mme D..., est morte deux

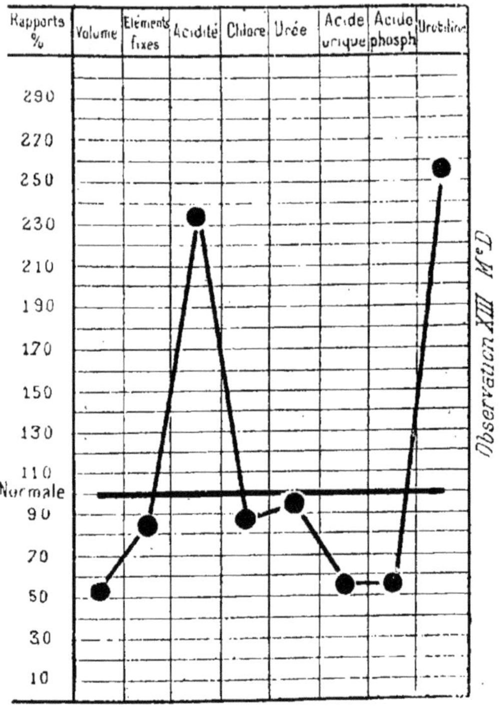

mois et demi après l'analyse avec tous les signes cliniques de la cirrhose. De plus, en l'espèce il n'y a pas à suspecter l'alcoolisme, la malade nous étant personnellement connue : c'est un cas type de cirrhose rhumatismale.

OBSERVATION XIV

M. C...

Age	48 ans.	Coefficient biologique = 70
Taille	1 m. 61.	
Carrure	0 m. 38.	
Poids	58 kil. 500.	
Régime	mixte.	
Exercice	très actif.	

Docimasie normale

ÉLÉMENTS CONSTATÉS	Dosages par litre	Dosages par 24 heures	Normales	Pourcentage
Volume	» »	850^{cc}	1682^{cc}	50
Eléments fixes	46^{gr} 65	39^{gr} 65	70^{gr} »	56
Acidité	1 70	1 44	2 10	68
Chlore	9 68	8 22	7 »	117
Urée	19 23	16 34	31 50	51
Acide urique	» 67	» 56	» 70	80
Acide phosphorique	2 38	2 02	3 50	57
Urobiline	» 60	» 51	» 70	72
Uroérythrine	» 38	» 32	» »	»

Recherches et docimasie anormales

Indican	traces faibles.
Skatol	id.
Syntonines	id.
Sérine	id.

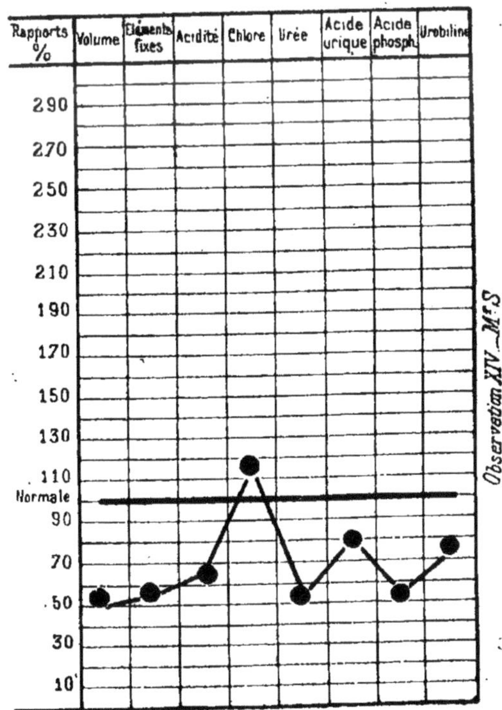

Le cas de M. C..., est celui d'un officier de marine ayant habité de longues années l'Afrique centrale et en ayant rapporté des fièvres palustres à intermittences fréquentes. Le triple crochet supérieur : chlore, acide urique, urobiline, correspond bien à nos données séméiologiques sur la congestion du foie secondaire par rapport à la congestion splénique, qui se différencie elle même des cas d'érythrocytose (A. Michel-Dansac) par l'absence d'hypertension artérielle — diminution du « rapport : volume » par rapport au « rapport : éléments fixes » (hypotension) ; augmentation du « rapport : volume » part rapport au « rapport éléments fixes » (hypertension).

OBSERVATION XV

M. V...

Age	44 ans.	Coefficient biologique = 77
Taille	1 m. 73.	
Carrure	0 m. 41.	
Poids	84 kilogs.	
Régime	mixte.	
Exercice	modéré.	

Docimasie normale

ÉLÉMENTS CONSTATÉS	Dosages par litre	Dosages par 24 heures	Normales	Pourcentage
Volume	» »	790cc	1848cc	43
Eléments fixes	49gr 98	37gr 38	77gr »	49
Acidité	4 27	3 44	2 31	149
Chlore	6 24	4 99	7 70	69
Urée	21 65	17 32	34 05	50
Acide urique	» 56	» 45	» 77	60
Acide phosphorique	1 99	1 69	3 88	44
Urobiline	» 37	» 30	» 77	40
Uroérythrine	» 43	» 34	» »	»

Recherches et docimasie anormales

Sérine	traces faibles.
Skatol	id.

Dans le cas de M. V..., nous trouvons une observation nette d'affection valvulaire mitrale liée à une origine rhumatismale, contrôlée par l'examen urologique. Conformément, en effet, aux conclusions que nous avons posées antérieurement,

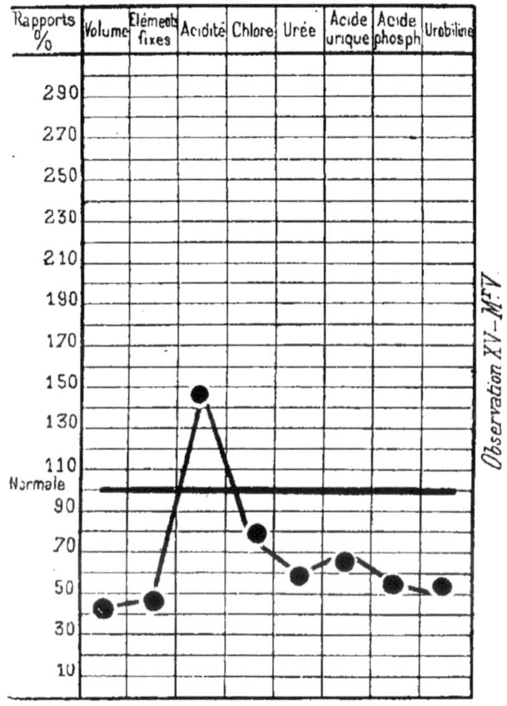

l'*uroérythrine* qui devrait être, relativement à *l'urobiline* de $\frac{0.30 \times 2}{3} = 0,20$ par 24 heures, est ici de 0,34 c'est-à-dire représente un chiffre inférieur à la normale (0,51) absolue, mais supérieur d'une façon relative à celui de l'*urobiline* et supérieure même en fait, 0,34 au lieu de 0,20.

OBSERVATION XVI

M. M...

Age	57 ans.	Coefficient biologique = 72
Taille	1 m. 60.	
Carrure	0 m. 455.	
Poids	76 kil.	
Régime	mixte alcoolique	
Exercice	actif.	

Docimasie normale

ÉLÉMENTS CONSTATÉS	Dosages par litre	Dosages par 24 heures	Normales	Pourcentage
Volume	» »	3150cc	1728cc	182
Eléments fixes	16gr 78	52gr 85	72gr »	73
Acidité	» 50	1 57	2 16	72
Chlore	2 58	8 12	7 20	112
Urée	7 02	22 11	32 40	68
Acide urique	» 79	2 48	» 72	344
Acide phosphorique	» 69	2 17	3 60	60
Urobiline	» 47	1 48	» 72	200
Uroérythrine	» 31	» 97	» »	»

Recherches et docimasie anormales

Sérine	traces nettes.
Glucose	traces infinitésimales.
Indican	traces faibles.
Skatol	id.

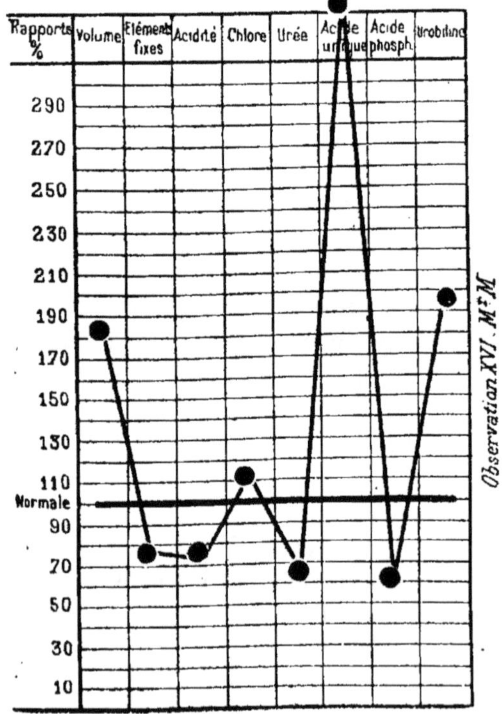

Avec M. M..., il s'agit d'un cas de précirrhose n'occasionnant au sujet que de faibles inconvénients. M. M... a cependant perdu l'appétit, il maigrit et a du purpura hémorrhagique des membres inférieurs. Un pharmacien lui a dit qu'il était diabétique et il nous soumet l'analyse à titre de contrôle ; nous ne lui trouvons que peu de sucre mais un grand excès d'*urobiline* ; et de fait, le docteur Glénard qu'il consulte alors constate un foie descendant jusqu'au bas de la fosse iliaque droite.

Le docteur Glénard en fait un cas de précirrhose avec pronostic grave : le malade a succombé à cette maladie cinq années après cette analyse avec tous les signes ultimes classiques de la cirrhose : anasarque, ascite, etc., etc.

OBSERVATION XVII

M. E...

Age	36 ans.	Coefficient biologique = 80
Taille	1 m.70.	
Carrure	0 m.46.	
Poids	85 kilogs.	
Régime	nul.	
Exercice	nul.	

Docimasie normale

ÉLÉMENTS CONSTATÉS	Dosages par litre	Dosages par 24 heures	Normales	Pourcentage
Volume	»	700cc	1920cc	37
Eléments fixes	57g 47	40g 22	80g »	50
Acidité	0 98	» 79	4 90	33
Chlore	9 12	6 38	8 »	78
Urée	19 22	13 45	36 »	38
Acide urique	» 61	» 43	» 80	54
Acide phosphorique	2 08	1 46	4 »	36
Urobiline	» 96	» 67	» 80	84
Uroérythrine	» 44	» 30	»	»

Recherches et docimasie anormales

Skatol	très abondant.
Sérine	traces infinitésimales.

Ce cas correspond à un ictère hémaphéique considérable succédant à une crise rhumatismale de M. E...

Sans être un alcoolique, le malade peut être considéré

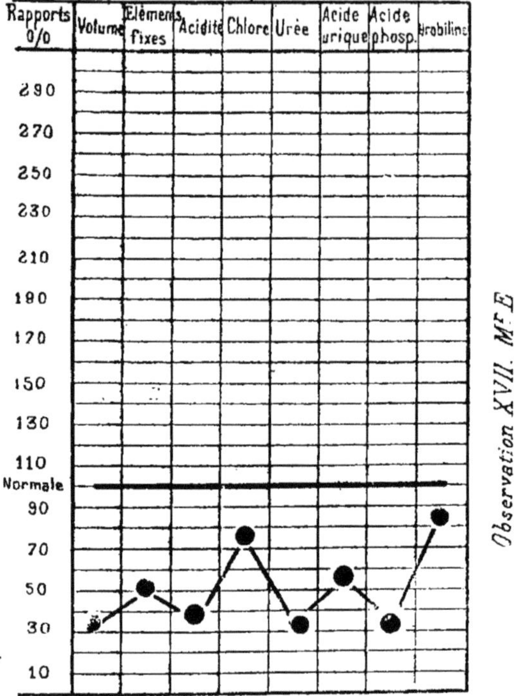

comme faisant, par intermittences, des excès de boissons spiritueuses, ce que explique sa manifestion plus spéciale au foie de cet accès rhumatismal, en même temps que la diminution générale des échanges constatés à cet examen urologique.

OBSERVATION XVIII

Mme L...

Age	32 ans.	Coefficient biologique = 69
Taille	1 m. 72.	
Carrure	0 m. 43.	
Poids	59 kilogs.	
Régime	mixte faible.	
Exercice	nul.	

Docimasie normale

ÉLÉMENTS CONSTATÉS	Dosages par litre	Dosages par 24 heures	Normales	% Pourcentage
Volume	»	2300cc	1656cc	158
Eléments fixes	16 g 92	38 g 91	69 g »	56
Acidité	»	»	2 07	»
Chlore	1 92	4 41	6 90	64
Urée	8 39	19 29	31 05	62
Acide urique	» 17	» 39	» 69	56
Acide phosphorique	1 24	2 95	3 45	82
Urobiline	» 40	» 92	» 69	133
Uroérythrine	» 15	» 34	»	»

Recherches et docimasie anormales

Sérine 0 33, 0 75.
Hémoglobine (1) traces.

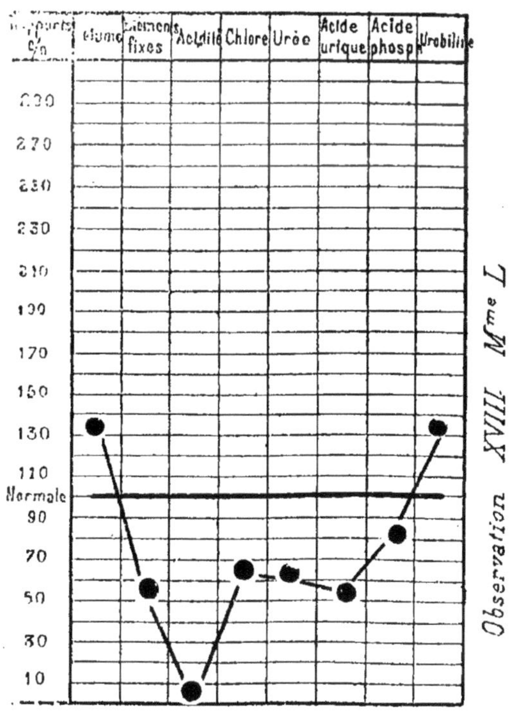

(1) Avec hématies.

L'observation de Mme L... correspond à des congestions généralisées : foie, poumons. Au moment de l'analyse, il y a un peu de défervescence grâce à la polyurie que l'on a réussi à établir. Dans la première phase de la maladie, les données urologiques étaient analogues sauf le volume qui était très faible.

Cette oligurie occasionnait alors des vomissements considérables, par auto-intoxication probablement.

OBSERVATION XIX

M. D.....

Age	51 ans.	Coefficient biologique = 75
Taille	1 m. 74.	
Carrure	0 m. 44.	
Poids	84 kilogs.	
Régime	lacté.	
Exercice	nul.	

Docimasie normale

ÉLÉMENTS CONSTATÉS	Dosages par litre	Dosages par 24 heures	Normales	Pourcentage
Volume	»	1300cc	1800cc	72
Eléments fixes	28 g 38	57 g 89	75 g 00	75
Acidité	3 18	4 08	2 25	181
Chlore	6 18	8 03	7 50	107
Urée	21 82	28 36	32 25	84
Acide urique	» 55	» 71	» 75	94
Acide phosphorique	2 03	2 63	3 75	70
Urobiline	» 60	» 78	» 75	104
Uroérythrine	» 38	» 49	»	»

Recherches et docimasie anormales

Indican, indol	abondants.
Peptones	traces.
Sérine	traces faibles.
Hémoglobine (1)	id.

(1) avec hématies.

Il s'agit ici d'un cas de pneumonie. L'analyse de M. D... avait été demandée parce que l'on soupçonnait l'hématurie qui, de fait quoique très faible, y a été constatée. Elle semble

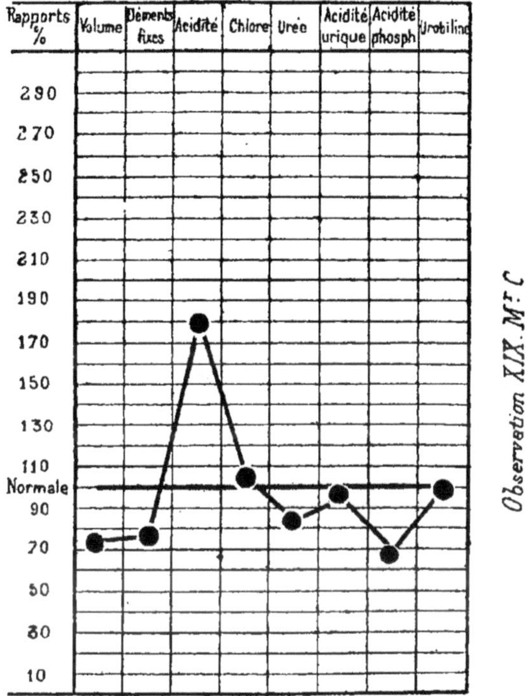

résulter d'une congestion rénale liée à de la congestion viscérale généralisée, puisque le foie est lui-même en état de stase manifeste au point de vue de la circulation.

OBSERVATION XX

Mme A.....

Age	25 ans.	
Taille	1m.61.	
Carrure	0m.35.	Coefficient biologique
Poids	55 kilogs.	= 54
Régime	lacté mixte.	
Exercice	modéré.	

Docimasie normale

ÉLÉMENTS CONSTATÉS	Dosages par litre	Dosages par 24 heures	Normales	Pourcentage
Volume	»	2000cc	1296cc	154
Eléments fixes	22 g 24	33 g 68	54 g »	82
Acidité	1 38	2 76	1 02	170
Chlore	5 92	11 84	5 40	219
Urée	10 37	20 74	24 30	85
Acide urique	» 34	» 68	» 54	123
Acide phosphorique	1 82	3 64	2 70	134
Urobiline	» 34	» 68	» 54	127
Uroérythrine	» 28	» 56	»	»

Recherches et docimasie anormales

Glucose	traces.
Cystine	traces faibles.

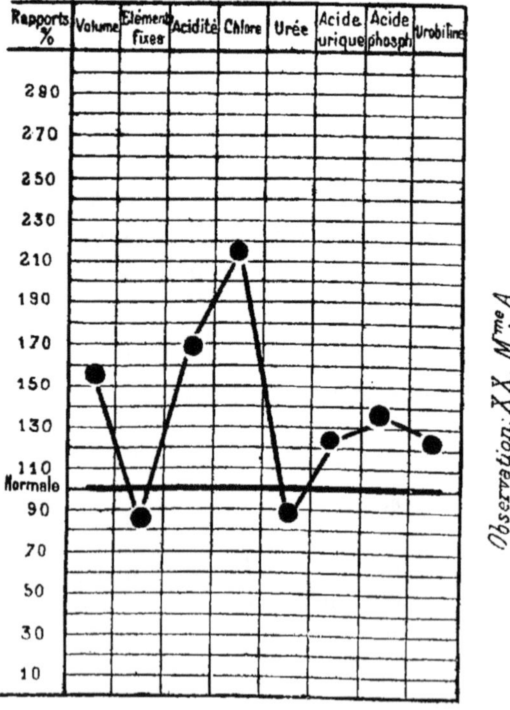

Il s'agit dans l'observation de Mme A... d'un état fébrile inexpliqué. L'analyse semble y démontrer des troubles de circulation hépatique secondaires et sous l'influence d'une lésion ou d'un trouble de fonction de la rate. L'*uroérythrine* y est, en effet, plus accentuée qu'elle ne devrait être par rapport à l'*urobiline*, et il y a également augmentation considérable de l'acide urique.

OBSERVATION XXI

M. G...

Age	14 ans.	Coefficient biologique = 47
Taille	1 m. 47.	
Carrure	0 m. 32.	
Poids	42 kil. 800.	
Régime	mixte.	
Exercice	modéré.	

Docimasie normale

ÉLÉMENTS CONSTATÉS	Dosages par litre	Dosages par 24 heures	Normales	Pourcentage
Volume	»	2000cc	1128cc	170
Eléments fixes	27 g 83	55 g 66	47 g	117
Acidité	0 90	1 80	1 41	128
Chlore	2 43	4 86	4 70	103
Urée	14 70	29 40	21 15	140
Acide urique	» 24	» 48	» 47	102
Acide phosphorique	1 21	2 42	2 35	103
Urobiline	» 34	» 68	» 47	150
Uroérythrine	» 20	» 40		»

Recherches et docimasie anormales

Sérine	traces infinitésimales.
Indican	traces.

L'enfant G... est atteint de tuberculose, mais son cas est complexe. Fils d'alcoolique, il présente en effet, on le voit à l'analyse, en même temps qu'une désassimilation générale exagérée, une assimilation hépatique insuffisante. C'est ce qui explique l'évolution rapide de son affection microbienne, celle-ci trouvant chez lui un terrain favorable de développement en même temps que la déchéance d'échanges biochimiques le constitue en état véritable de consomption.

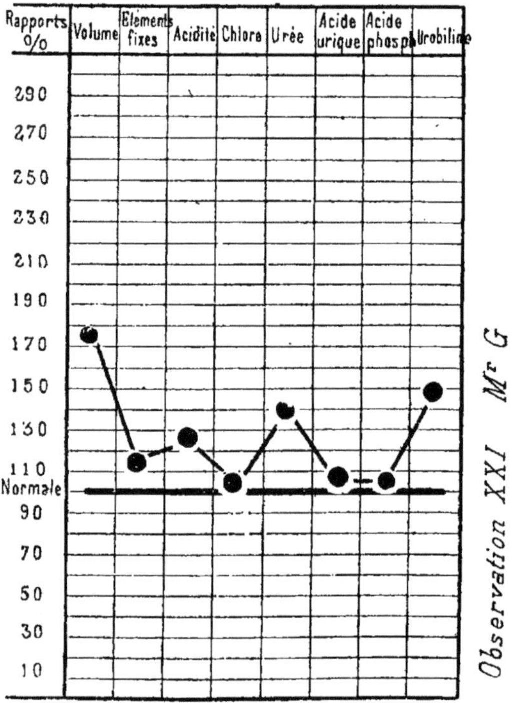

Nous terminons enfin par l'exposition d'un fait intéressant en séméiologie urobilinurique : celui du simple relèvement du rapport de l'*urobiline* par rapport à celui de l'acide phosphorique sans qu'il y ait ni exagération absolue, ni même exagération relative des produits pigmentaires de l'urobiline.

C'est à notre distingué collaborateur, le docteur Glénard, que nous sommes redevable de la connaissance de ce genre de faits qui, d'après lui correspond à de l'induration hépatique, à de la rénittence du foie, et que nous qualifierons d' « exagération virtuelle de l'urobiline ».

EXEMPLE :

OBSERVATION XXII

Mlle L...

Age	47 ans.	Coefficient biologique = 77
Taille	1 m. 62.	
Carrure	0 m. 42.	
Poids	64 kil. 800.	
Régime	mixte.	
Exercice	faible.	

Docimasie normale

ÉLÉMENTS CONSTATÉS	Dosages par litre	Dosages par 24 heures	Normales	Pourcentage
Volume	»	1180cc	1704cc	68
Eléments fixes	44 g 33	52 g 30	71 g »	73
Acidité	1 70	2 00	2 13	93
Chlore	5 30	6 25	7 10	88
Urée	19 50	23 06	31 95	72
Acide urique	» 30	» 35	» 71	49
Acide phosphorique	1 70	2 »	3 55	56
Urobiline	» 44	» 51	» 71	71
Uroérythrine	» 28	» 33	»	»

Recherches et docimasie anormales

Indican, skatol	traces.
Sérine	traces nettes
Peptones	traces.
Oxalate de chaux	traces.

Dans cette observation, due à l'obligeance de notre excellent collègue le docteur de Lalaubie, il s'agit d'une dyspepsie ancienne avec douleurs localisées au côté droit. Le bord inférieur du lobe droit du foie était nettement induré à l'arrivée à Vichy, mais sous l'influence de la cure, ce signe objectif a entièrement disparu en même temps que la dyspepsie cessait

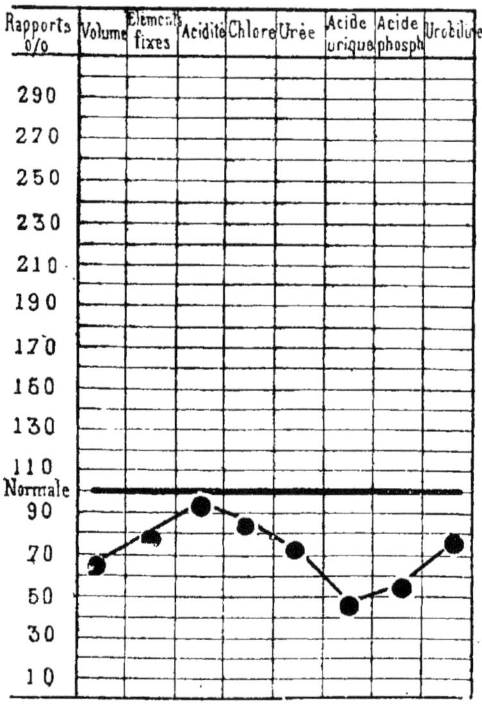

et que les douleurs disparaissaient. A côté de l'exagération virtuelle de l'*urobiline* due à de l'induration hépatique d'origine nettement hyperacide, c'est-à-dire telle que nous venons de la définir sur l'indication de Glénard, il nous a été donné, par toute une série d'autres observations parallèles, de pouvoir déterminer, par l'analyse urologique, des phénomènes analogues ayant une génèse toutefois différente et bien caractéristique.

Nous voulons parler de l'induration hépatique d'origine syphilitique, dont les deux observations ci-dessous sont des cas types :

OBSERVATION XXIII

Mme R...

Age	42 ans.	Coefficient biologique = 68
Taille	1 m. 60.	
Carrure	0 m. 425.	
Poids	58 kil. 600.	
Régime	azoté.	
Exercice	faible.	

Docimasie normale

ÉLÉMENTS CONSTATÉS	Dosages par litre	Dosages par 24 heures	Normales	Pourcentage
Volume	» »	1490cc	1632cc	81
Eléments fixes	36gr 71	54gr 69	68gr »	80
Acidité	1 80	2 68	2 04	131
Chlore	3 60	5 36	6 80	78
Urée	18 68	27 83	30 60	90
Acide urique	0 38	0 56	0 68	82
Acide phosphorique	1 69	2 51	3 40	74
Urobiline	0 37	0 56	0 68	80
Uroérythrine	0 23	0 34	» »	»

Recherches et docimasie anormales

Peptones traces nettes.

Il s'agit encore ici d'une dyspepsie secondaire par induration hépatique. On remarque qu'il y a, comme dans l'observation précédente, exagération virtuelle de l'urobiline, mais que séméiologiquement cependant les deux cas diffèrent en ce que les chlorures sont plus élevés dans le premier cas que dans le dernier : il y a donc là insuffisance hépatique certaine, mais non insuffisance primitive, tout comme dans l'observation XIV se rapportant à des fièvres intermittentes d'origine palustre et dont elle diffère encore par une diminution de l'excrétion urique au lieu d'une augmentation.

Il s'en suit que, dans ce cas il y a, uroséméiologiquement parlant, indication d'un état pathologique hépatique secondaire, qui n'est pas d'origine pancréatique, puisqu'il n'y a pas abaissement de l'uroérythrine ni augmentation du volume ; qui est ainsi d'origine splénique, puisqu'il n'est pas primitif et étant admis que les cas secondaires de troubles fonctionnels du foie sont toujours sous la dépendance de l'une ou de l'autre des deux glandes accessoires du foie : le pancréas ou la rate.

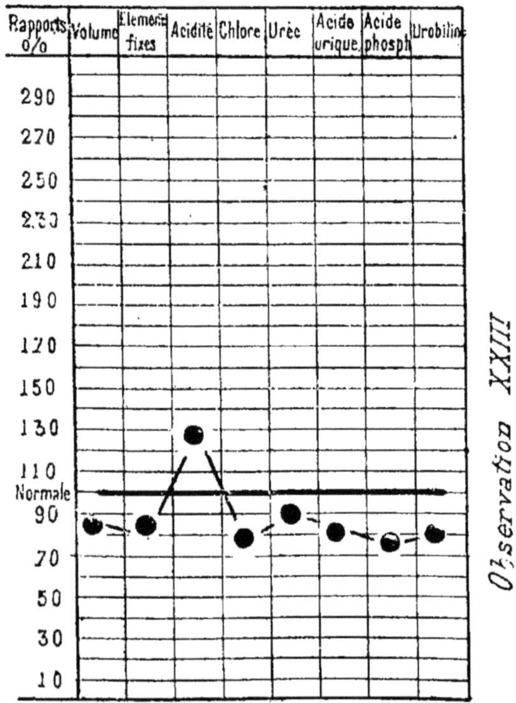

Observation XXIII

Or, l'on sait depuis quelque temps, surtout depuis les recherches du docteur Chéron au moyen du phonendoscope, que dans la syphilis il y a toujours stase sanguine de la rate, — différenciée, toutefois, de celle due aux fièvres paludéennes par la direction de l'extension splénique qui se fait alors nettement en hauteur, tandis que, dans le second cas, elle se fait en largeur — mais stase sanguine de la rate retentissant, comme sa congénère palustre, sur la circulation hépatique.

Notre appréciation séméiologique, basée sur l'analyse urinaire se trouve donc physiologiquement justifiée, de même qu'elle l'est encore par l'observation clinique.

Nous allons maintenant donner une observation analogue, mais où l'insuffisance hépatique secondaire d'origine splénique, par syphilis, va jusqu'à la glycosurie, comme cela se produit, l'a-t-on vu précédemment, et pour l'insuffisance hépatique primitive et pour l'insuffisance hépato-pancréatique.

OBSERVATION XXIV

M. J...

Age	51 ans 1/2.	Coefficient biologique = 81
Taille	1 m. 77.	
Carrure	0 m. 63.	
Poids	77 kilog. 400	
Régime	mixte.	
Exercice	actif.	

Docimasie normale

ÉLÉMENTS CONSTATÉS	Dosages par litre	Dosages par 24 heures	Normales	Pourcentage
Volume	» »	1800cc	1944cc	92
Eléments fixes	59gr 20	106g 17	81gr »	116
Acidité	2 16	3 88	2 43	159
Chlore	3 42	6 15	8 10	76
Urée	21 92	39 45	36 45	108
Acide urique	0 31	0 55	0 81	68
Acide phosphorique	1 27	2 28	4 05	56
Urobiline	0 52	0 93	0 81	114
Uroérythrine	0 32	0 57	» »	»

Recherches et docimasie anormales

Glucose	6 gr. 75, 12 gr. 15.
Sérine	traces faibles.
Indican	traces.
Skatol	id.
Peptones	id.
Oxalate de chaux	id.

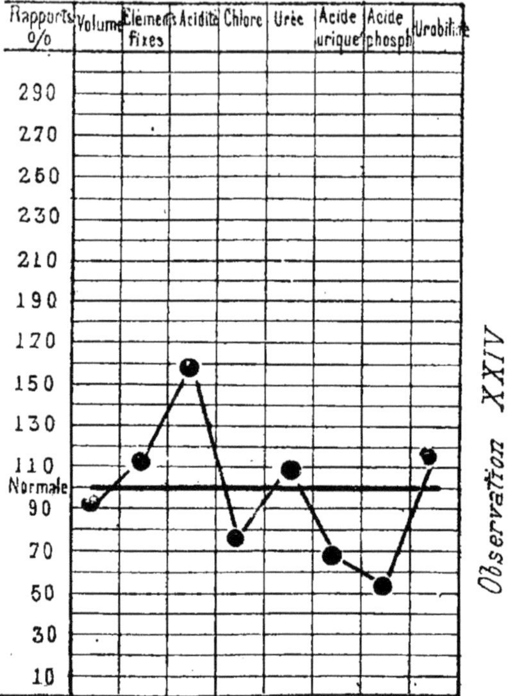

Pour clore enfin cette liste des états pathologiques du foie séméiologiquement définis par les variations urinaires des deux pigments *urobiline* et *uroérythrine*, nous reviendrons tout d'abord sur une observation analogue à celle déjà donnée dans la *Revue des maladies de la nutrition* par notre distingué collègue le docteur Lagrange et se rapportant à de la neurasthénie hépatique ; puis nous exposerons deux cas d'exagération des pigments urinaires normaux concordant avec la présence de pigments biliaires vrais et ayant trait d'une part à du catarrhe des voies biliaires compliqué d'état paludéen, d'autre part à de la cirrhose biliaire vraie.

OBSERVATION XXV

M. D...

Age	38 ans.	Coefficient biologique = 78
Taille	1 m. 70.	
Carrure	0 m. 45.	
Poids	84 kilog.	
Régime	azoté.	
Exercice	faible.	

Docimasie normale

ÉLÉMENTS CONSTATÉS	Dosages par litre	Dosages par 24 heures	Normales	Pourcentage
Volume	» »	1550cc	1872cc	83
Eléments fixes	81gr 19	125g84	78gr »	163
Acidité	3 21	4 97	2 34	212
Chlore	9 22	14 29	7 50	183
Urée	38 12	59 08	35 10	168
Acide urique	0 42	0 65	0 78	83
Acide phosphorique	2 05	3 17	3 90	81
Urobiline	1 28	1 98	0 78	254
Uroérythrine	0 80	1 24	» »	»

Recherches et docimasie anormales

Sérine	traces faibles.
Oxalate de chaux	traces nettes.
Peptones	id.
Indican	abondant.

Il s'agit là d'un homme d'affaires surmené, ayant une vie de bureau très exagérée, enfin soumis à un régime alimentaire disproportionné à sa sédentarité. Il présentait des troubles nerveux les plus accusés qui n'ont cédé qu'à un traitement

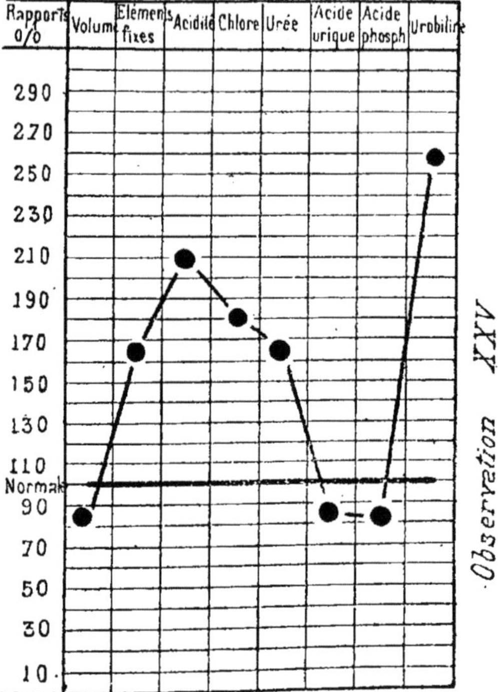

visant à la fois l'état diathésique hyperacide créé par toutes les conditions hygiéniques défectueuses précipitées et l'état de stase hépatique secondaire.

OBSERVATION XXVI

M. S...

Age	24 ans	Coefficient biologique = 63
Taille	1 m. 76.	
Carrure	0 m. 40.	
Poids	64 kil. 91.	
Régime	mixte.	
Exercice	faible.	

Docimasie normale

ÉLÉMENTS CONSTATÉS	Dosages par litre	Dosages par 24 heures	Normales	Pourcentage
Volume	» »	1350cc	1512cc	89
Eléments fixes	47gr 51	64gr 13	63gr »	101
Acidité	4 »	5 40	1 89	285
Chlore	3 80	5 13	6 30	81
Urée	23 65	31 92	28 35	113
Acide urique	0 65	0 87	0 63	138
Acide phosphorique	2 20	2 97	3 15	93
Urobiline	0 81	1 16	0 63	183
Uroérythrine	0 45	0 60	» »	»

Recherches et docimasie anormales

Pigments biliaires	traces nettes.
Glucose	id.
Sérine	traces.
Peptones	id.
Oxalate de chaux	id.

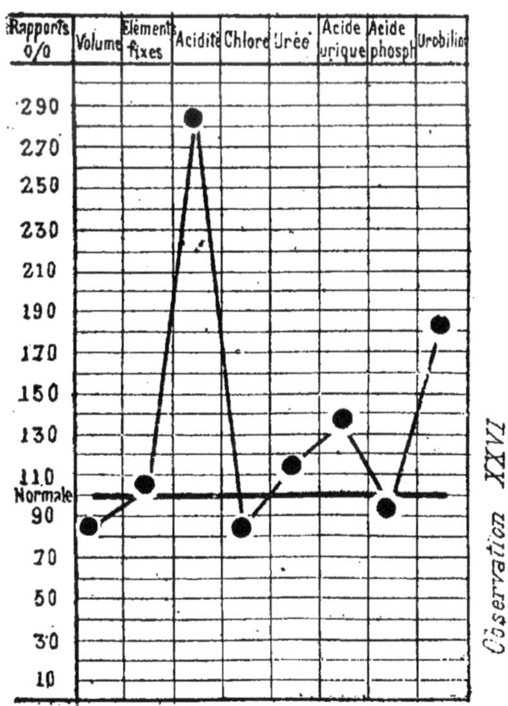

OBSERVATION XXVII

Mme T...

Age	59 ans.	Coefficient biologique = 65
Taille	1 m. 60.	
Carrure	0 m. 40.	
Poids	70 kilogs.	
Régime	mixte.	
Exercice.	nul.	

Docimasie normale

ÉLÉMENTS CONSTATÉS	Dosages par litre	Dosages par 24 heures	Normales	Pourcentage
Volume	»	2200cc	1560cc	141
Eléments fixes	29g 96	65g 91	65g »	101
Acidité	3 36	7 39	1 95	178
Chlore	3 37	7 41	6 50	114
Urée	17 39	38 25	29 25	130
Acide urique	0 25	0 55	0 65	84
Acide phosphorique	1 39	3 05	3 25	93
Urobiline	0 88	1 93	0 65	296
Uroérythrine	0 56	1 23	»	»

Recherches et docimasie anormales

Pigments biliaires	traces nettes.
Sérine	traces.
Oxalate de chaux	id.

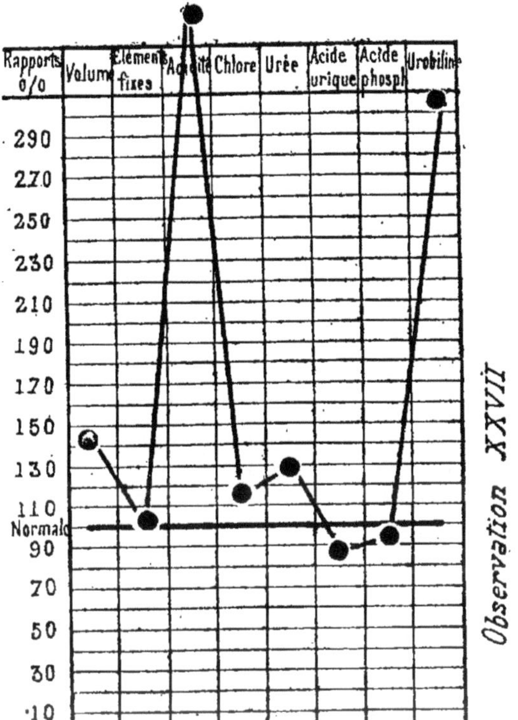
Rapports 0/0
Volume
Eléments fixes
Chlore
Urée
Acide urique
Acide phosph
Urobiline
290
270
250
230
210
190
170
150
130
110
Normale
90
70
50
30
10
Observation XXVII

Influence de l'alcool sur le développement de la Tuberculose

Pour nous compléter autant que possible en tant que documentation urobilinurique, nous ajouterons aux données précédentes les dosages du « pigment hémaphéique » de 41 cas de tuberculose évoluant chez les alcooliques que nous avons recueillis à « Temperance-Hospital » à Londres, lors de la mission qu'à bien voulu nous confier M. le Ministre de l'instruction publique pour étudier en Angleterre les rapports de la tuberculose avec l'alcoolisme.

Or, sur les 41 cas, que nous avons eu à notre disposition, nous avons trouvé les chiffres suivants :

I. — ADULTES

A. — Alcoolisme proprement dit.

Numéros	ÉLÉMENTS FIXES	ACIDITÉ (en Ph O5)	UROBILINE
1	33gr 68	4gr 82	0gr 65
2	47 87	3 61	0 77
3	56 80	3 46	0 72
4	82 10	5 16	1 24
5	61 16	3 37	0 94
6	72 22	3 21	0 79
7	80 85	4 64	1 84
8	29 26	1 56	0 49
9	62 18	3 02	0 88
10	63 86	6 38	0 80
11	42 40	4 18	0 63
12	46 66	3 77	7 81
13	43 14	4 20	0 95
14	71 12	4 84	1 33

B. — Tuberculoses évoluant chez les alcooliques.

Numéros	ÉLÉMENTS FIXES	ACIDITÉ (en Ph O5)	UROBILINE
15	66gr 82	2gr 08	0gr 86
16	22 17	1 62	0 38
17	33 80	1 84	0 36
18	26 42	0 61	0 41
19	61 14	1 67	0 66
20	57 33	1 87	0 79
21	67 02	2 16	0 81
22	28 14	0 85	0 56
23	69 20	1 18	0 77
24	67 62	1 72	0 88
25	55 11	1 60	0 61

II. — ENFANTS

A. — Tuberculoses viscérales évoluant chez des enfants d'alcooliques.

Numéros	ÉLÉMENTS FIXES	ACIDITÉ (en Ph O5)	UROBILINE
26	27gr 10	1gr 11	0gr 68
27	32 11	2 16	0 61
28	18 10	0 67	0 47
29	38 89	1 64	0 42
30	43 57	» 46	0 81
31	29 18	2 10	0 39
32	51 14	1 63	0 58
33	57 30	3 90	0 77
34	28 22	2 24	0 47
35	26 64	2 47	0 44

B. — Tuberculoses à manifestations autres que viscérales évoluant chez des enfants d'alcooliques.

Numéros	ÉLÉMENTS FIXES	ACIDITÉ (en Ph O5)	UROBILINE
36	31gr 41	2gr 96	0gr 61
37	30 60	5 14	0 48
38	81 22	4 10	0 96
39	61 44	3 45	0 63
40	39 88	3 16	0 43
41	47 12	3 67	0 49

chiffres qui, si nous prenons les moyennes et les rapports des moyennes entre elles, — puisque, n'ayant pas eu en main tous les éléments pour établir nos coefficients biologiques ni nos chiffres absolus d'excrétion nous ne pouvons songer à les comparer avec les normales proprement dites — donnent :

I. — Adultes

A. — Alcooliques proprement dits : 14 cas ;
Eléments fixes : 57 gr. 51.

Acidité : 4 gr. 30 au lieu de $\frac{57.51 \times 3}{100} = 1.73 = 248$ °/°.

Urobiline : 0 gr. 92 au lieu de $\frac{57.51 \times 1}{100} = 0.58 = 158$ °/°.

B. — Tuberculoses alcooliques : 11 cas ;
Eléments fixes : 53 gr. 96.

Acidité : 1 gr. 63 au lieu de $\frac{53.96 \times 3}{100} = 1.62 = 100$ °/°.

Urobiline : 0 gr. 62 au lieu de $\frac{53.96 \times 1}{100} = 0.54 = 114$ °/°.

II. — Enfants.

A. — Tuberculoses viscérales : 10 cas ;
Eléments fixes : 35 gr. 23.

Acidité : 1 gr. 94 au lieu de $\frac{35.23 \times 3}{100} = 1.06 = 183$ °/°.

B. — Tuberculoses non viscérales : 6 cas ;
Eléments fixes : 48 gr. 61.

Acidité : 3 gr. 74 au lieu de $\frac{48.61 \times 3}{100} = 1.46 = 256$ °/°.

Urobiline : 0 gr. 60 au lieu de $\frac{48.61 \times 1}{100} = 0.49 = 122$ °/°.

C'est-à-dire que sur les 41 cas de manifestation morbides liés à l'alcoolisme que nous avons pu examiner urologiquement — sommairement bien entendu et avec le procédé clinique de la densimétrie par rapport aux dosages des éléments fixes — nous avons trouvé le rapport de l'*urobiline* aux éléments fixes supérieur à la normale.

Adultes { Alcoolisme proprement dit = 158 °/°.
Tuberculeux alcooliques = 114 °/°.

Enfants { Tuberculoses viscérales = 183 °/°.
Tuberculoses autres que viscérales = 122 °/°.

C'est-à-dire que dans tous ces cas nous avons trouvé un fonctionnement hépatique non normal, alors que dans ces mêmes cas, l'acidité variait pour les adultes : de 248 °/₀ dans les cas de manifestations de l'alcoolisme autres que la tuberculose (cirrhoses, dyspepsies, arthrites, scléroses, affections cardiaques, etc.) à 100 °/₀ seulement en cas de manifestations tuberculeuses secondaires conformément à nos exposés précédents, et que pour les enfants cette même acidité se manifesterait constamment élevée : 183 °/₀ et 256 °/₀ dans les manifestations morbides, toutes tuberculeuses, que nous avons constatées chez les enfants d'alcooliques, conformément toujours à ce que nous avons cessé de répéter antérieurement.

Ces faits ont déjà, par eux-mêmes, nous semble-t-il, une importance réelle, surtout si, en rapprochant la docimasie relative de l'urobiline de celle de chacun des éléments principaux de l'urine on utilise ces données spéciales à fixer la séméiologie différentielle des quatre grands groupes de manifestations tuberculeuses : strume, consomption, méningisme, hépatisme.

Mais, où ils nous paraissent encore plus particulièrement éloquents, c'est quand ils nous ont permis de — contrairement à toutes les idées reçues jusqu'ici en clinique, — conclure à la non-spécificité bactérienne par auto-infection alimentaire des entérites infantiles groupées sous le nom générique d' « *athrepsie* » (1).

Les rapports de pourcentages des divers éléments urinaires dans l'*athrepsie*, et par suite leur courbe uroséméiologique ne sont, en effet, — nous l'avons dit il y a dix-huit mois — rien autre que ceux de la *tuberculose à localisations hépatiques avec caractères concomitants de l'alcoolisme !*

Et comme les petits malades, âgés de quelques mois, de quelques semaines ou même de quelques jours, qui ont été les sujets de nos observations, n'ont pu acquérir par eux-mêmes du fait de l'emploi des boissons alcooliques le type fonctionnel hépatique qui en fait des *cirrhotiques*, nous en concluons donc, tout d'abord : qu'il s'agit là d'une tuberculose à type

(1) E. GAUTRELET. — Influence de l'hérédo-alcoolisme sur l'évolution de la tuberculose infantile. — La tuberculose infantile, juin 1898.

hépatique d'origine alcoolique par hérédité et non par acquisition personnelle.

Nous en concluons aussi : que, à toute augmentation de l'urobiline urinaire correspondant une diminution dans la sécrétion biliaire vraie ; et encore que comme l'on sait que l'un des quatre rôles du déversement de la bile dans l'intestin est de concourir à la stérilisation du tube intestinal, — l'on comprend de suite que les athrepsiques aient une asepsie du tube intestinal moindre que la normale, que chez les athrepsiques les bactéries communes qui ne détermineraient que des fermentations secondaires insuffisantes pour amener des altérations histologiques du tube intestinal chez les enfants possédant une sécrétion biliaire physiologique, puissent ici jouer un rôle réel et efficace d'altérants histologiques du tube intestinal ; en un mot que la dégénérescence cirrhotique avec déchéance organique d'origine bacillaire chez les hérédo-alcooliques, — constituant l'athrepsie — permette en plus une évolution bactérienne générale dans l'intestin qui soit considérable, et ainsi capable de déterminer des lésions locales susceptibles — en dehors du fonctionnement hépatique ou de l'état général, mauvais l'un et l'autre — d'entraîner la mort !

Nous en concluons, enfin, que : le régime lacté, même rendu aseptique, doit être insuffisant contre l'athrepsie !

Si ce régime suffit, de fait, à atténuer les fermentations intestinales, c'est-à-dire à éviter dans une certaine mesure la dégénérescence histologique capable de déterminer des accidents mortels immédiats, il ne peut lutter à lui seul contre la déchéance organique provenant d'un fonctionnement hépatique insuffisant, c'est-à-dire contre une assimilation hépatique inférieure à la normale.

C'est ce qui explique la non-constance des résultats thérapeutiques de l'emploi du lait stérilisé dans l'athrepsie !

Nous signalerons en dernière ligne d'abord, les causes mécaniques (traumatismes) capables de déterminer des hémorrhagies ou tout au moins des stases sanguines hépatiques et conséquemment de produire de l'hyperurobilinurie. Tout récemment Hayem (1), d'après Laval (2), en a cité un cas à la Société de Biologie ; mais, outre ce cas particulièrement typique de cause mécanique, nous pouvons personnellement rappeler l'observation d'une jeune fille opérée d'un kyste hydatique du foie et qui donnait urologiquement les résultats ci-après :

Mlle S...

Age	13 ans.	Coefficient biologique = 43
Taille	1 m. 47.	
Carrure	0 m. 32.	
Poids	45 kil. 3.	

ÉLÉMENTS DOSÉS	Dosages par 24 heures	Normales par 24 heures	Rapports pour 100
Volume	1240cc	1032cc	120
Eléments fixes	40 g 85	43 g 00	95
Acidité	1 47	1 29	114
Chlore	4 38	4 30	101
Urée	20 22	19 35	104
Acide urique	0 41	0 43	95
Acide phosphorique	2 01	2 15	93
Urobiline	0 46	0 43	107
Uroérythrine	0 27	0 29	93

Et ensuite les causes chimiques susceptibles de déterminer par l'altération de l'*hémoglobine* circulatoire sa réduction, d'où exagération circulatoire des pigments hématiques secondaires et par conséquent augmentation de ces pigments à la dialyse rénale, au passage dans l'urine.

Nous voulons parler de l'empoisonnement chronique par le phosphore tel qu'on le trouve chez les allumettiers et dont nous avons à diverses reprises déjà donné les caractéristiques urologiques y compris l'augmentation de l'*urobiline.*

Voici à titre d'exemple, les résultats urologiques de notre observation personnelle relative à l'ouvrier B... et citée

(1) Hayem. — Recherches cliniques sur l'urobilinurie. Gaz. hebd. de méd. et chir. 1887, n° 32 et 33. — Ictère et urobilinurie ; Bull. soc. méd. hôpitaux, 1889.

(2) Laval.— Urobilinurie par contusion du foie.— Acad. méd., 20 janv. 1897.

dans les cliniques du docteur Péan (1) (Examens histologiques de Michaëls (2), Analyses d'urine de Gautrelet) :

M. P...

Poids	63 kilogs.	Coefficient biologique = 70
Age	42 ans.	
Taille	1 m 68.	
Carrure	0 m 39.	

ÉLÉMENTS DOSÉS	Dosages par 24 heures	Normales par 24 heures	Rapports pour 100
Volume	1495 cc	1680 cc	89
Eléments fixes	35 g 50	70 g 00	51
Acidité	3 93	2 10	187
Chlore	6 30	7 00	90
Urée	18 27	31 50	58
Acide urique	0 40	0 70	70
Acide phosphorique	2 21	3 50	63
Urobiline	0 48	0 70	69
Uroérythrine	0 28	0 47	60

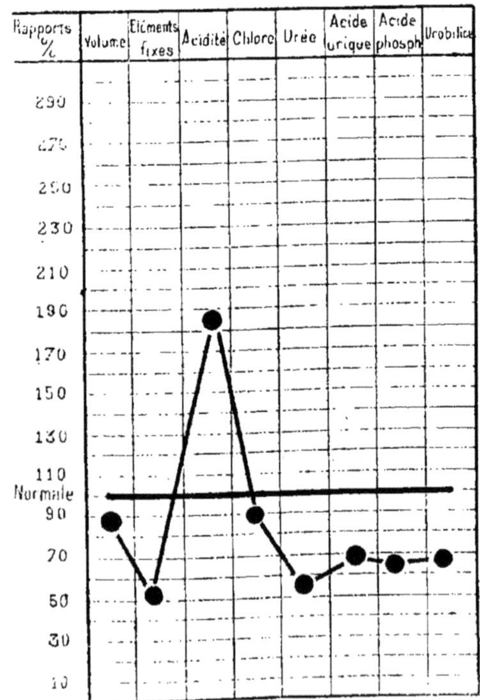

(1) Péan. — Leçons cliniques, t. IX, 1895.

(2) Michaels. — Des affections dentaires dans quelques maladies des mâchoires : ostéite, nécrose phosphorée, cancer. — Crété, Corbeil, 1895, page 27.

CHAPITRE IX

Variations de l'urobiline et de l'uroérythrine urinaires sous l'influence de divers ordres de médicaments

N'oubliant pas que le but de ce travail est une thèse de Pharmacie, nous terminerons cette étude par l'indication de l'influence des causes d'ordre pharmacologique sur la production des pigments urinaires normaux en tant que variations avec leurs docimasies normales, et surtout — ce qui nous semble réellement intéressant — par la recherche des causes de cette action.

Lorsqu'on veut synthétiser l'action des médicaments au point de vue des variations dans la docimasie des pigments urinaires normaux que comporte l'absorption de certains d'entre eux, on peut, nous le croyons, les grouper sous les deux rubriques extrêmement générales : de réducteurs et d'oxydants.

Dans le premier groupe on trouve l'acétanilide, l'antypirine, la kaïrine, le soufre, les acides chlorhydrique et sulfurique, les sulfates salins, la créosote, l'acide phénique, etc.

Dans le second groupe viennent se placer les bicarbonates alcalins, l'essence de térébenthine, l'acide azotique, les azotates.

Enfin on peut dire que les « sulfureux » ou plus exactement, chimiquement parlant, les « sulfhydriques » jouent alternativement l'un ou l'autre rôle, selon la dose employée.

Nous allons essayer, tout d'abord par des considérations physiologiques générales, puis par l'exposition d'une expérience physiologique personnelle faite dans le but d'élucider cette question, d'arriver à jeter un peu de jour sur les phénomènes biologiques encore obscurs de la production des pigments urinaires normaux.

Nous avons relaté un peu plus haut une première expérience physico-physiologique dont les résultats tendent à montrer que la production uro-pigmentaire a une quadruple origine : intestinale par réduction de la bilirubine biliaire d'une façon constante et supplémentairement chez les arthritiques de l'hémoglobine zoogléique, d'un côté ; — hépatique et provenant des capillaires généraux par réduction hémoglobinique sanguine, d'un autre côté.

La même expérience faisait en même temps voir que la part de production des pigments était différente pour ces quatre origines ; celle bilirubini-hépatique dominant les trois autres.

Nous n'avons pas à revenir pour le moment sur la question de la formation de l'*urobiline* aux dépens, soit de la *bilirubine*, soit de l'*hémoglobine*, dans le tube intestinal ; cette formation, bien connue et dont nous avons donné la théorie précédemment (réduction avec hydratation), étant du domaine de la chimie proprement dite.

Nous n'envisagerons que la question de la formation des pigments ; *urobiline* et *uroérythrine* en tant que résultant de la réduction de l'*hémoglobine* circulatoire, soit dans les tissus généraux, soit plus particulièrement dans le tissu hépatique, leur grand centre de production.

Depuis la découverte de l'oxygène par Priestley, ou plus exactement depuis les travaux de Lavoisier sur la combustion et la respiration, on sait que le sang emprunte au mélange gazeux du poumon de l'oxygène qu'il cède ensuite aux tissus.

Depuis les travaux de Berthelot (1), on sait que cette acqui-

(1) Berthelot. — Cité par Hugounenq, loc. cit. p. 264.

sition et cette cession se font par l'intermédiaire de l'hémoglobine des hématies.

Depuis les travaux d'Hénocque (1) on est à même de mesurer et l'intensité de l'acte d'acquisition oxygénique, et la durée du temps de sa cession.

Mais le mécanisme intime de ces deux phénomènes n'a jamais été décrit, à notre connaissance ; et, comme il nous semblait nécessaire pour l'explication de la formation des pigments hématiques secondaires, tout au moins dans les tissus généraux, nous avons essayé de nous en rendre compte de la façon suivante :

Chez l'homme, le diamètre des globules rouges du sang ou hématies est en moyenne de $0^{mm},0077$, c'est-à-dire de 7 μ 7, (Launois et Morau) (2).

Le diamètre des capillaires varie, de son côté, de : $0^{mm},0150$, soit 15 μ (os, muqueuse gastro-intestinale) à : $0^{mm},0060$ (6 μ) et même : $0^{mm},0050$ (5 μ) (poumons, muscles) (Launois et Morau. — Béclard) (3).

Le diamètre des capillaires est donc généralement inférieur à celui des globules rouges.

Et, de fait, quand on examine au microscope à un faible grossissement une membrane animale vivante et mince, comme la patte d'une grenouille, on voit les globules arrivant des artères, s'arrêter tout d'abord aux points de rétrécissement initiaux pour le système capillaire, puis se déformer par allongement, et s'engager peu à peu dans les capillaires eux-mêmes où leur paroi poreuse, dialytique, s'applique exactement sur les parois également poreuses et osmosantes (à une seule tunique) des capillaires.

Si l'on examine de la même manière le réseau capillaire mésentérique d'une autre grenouille, le phénomène d'allongement des hématies ne s'observe pas ; et, en même temps, on

(1) Hénocque. — Spectroscopie du sang. G. Masson.

(2) Béclard. — Traité élémentaire de physiologie. Asselin, Paris, 1862, p. 238.

(3) Launois et Morau. — Manuel d'anatomie microscopique et d'histologie Masson, Paris, 1892, p. 24.

constate que la circulation est plus rapide dans les capillaires de ce tissu que dans les capillaires cutanés : d'après la loi de Poiseuille (1), sur les conditions générales de la circulation des liquides dans les vaisseaux à faible section.

Vient-on à répéter ces expériences, et la première tout particulièrement, avec deux grenouilles exposées l'une dans une atmosphère carbonique, l'autre dans une atmosphère sulfhydrique faibles, les constatations sont différentes.

Pour la grenouille « carboniquée », la circulation des hématies dans le réseau capillaire de la patte semble se faire dans des conditions analogues à celle du réseau capillaire mésentérique d'une grenouille à l'état physiologique. On dirait que le diamètre de ces capillaires s'est agrandi puisque les hématies y circulent sans presque se déformer, malgré leur diamètre réellement supérieur au diamètre initial des capillaires de la patte de cet animal.

Pour la grenouille « sulfhydriquée », le phénomène contraire est observé. La circulation du système capillaire mésentérique s'est ralentie ; le diamètre de ces capillaires semble s'être atténué, puisque le passage des globules rouges ne s'y fait plus librement, ne s'y opère plus qu'avec allongement, comme dans le réseau capillaire de la patte : où, pour le même animal sulfhydriqué, on voit alors les hématies s'allonger au point de paraître sous forme de véritables « boudins ».

Les conclusions, qui nous semblent découler de ces faits, sont :

Tout d'abord que les échanges gazeux entre l'*hémoglobine* et le poumon (échanges endosmotiques relativement aux hématies),

Comme encore entre l'*hémoglobine* et les tissus généraux (échanges exosmotiques),

Doivent reconnaître pour point de départ la dialyse : dialyse facilitée par l'application exacte des parois des hématies et des capillaires l'une sur l'autre pendant le passage des globules

(1) Poiseuille. — Cité par Béclard : Mouvement des liquides dans les tubes de très petits diamètres. Loc. cit., p. 241.

rouges dans cette partie tout à fait spéciale (à une seule tunique — répétons-le) du système circulatoire ;

Ensuite, que dans le foie, où le sang de l'artère hépatique se mélange au sang de la veine porte, c'est-à-dire où les hématies surchargés d'oxygène sont baignés par un liquide contenant nombre d'éléments réducteurs de provenance alimentaire (sucres, peptones, etc.), les conditions dialytiques entre l'oxygène de l'*oxyhémoglobine* et le sang « porte » sont encore améliorées.

Ce qui nous paraît donc expliquer : et la formation faible de pigments. *urobiline* et *uroérythrine* dans la circulation capillaire générale, et la formation forte des mêmes pigments dans la circulation spéciale au foie.

Et, de fait, l'on constate cliniquement, urologiquement, comme anatomo-pathologiquement que toutes les fois que la circulation hépatique est ralentie, il y a réduction exagérée du pigment : *hémoglobine*, et que dans les affections où ce ralentissement circulatoire local est des plus accusé (cirrhose, dégénérescence graisseuse du foie, cancer du foie, etc.), il y a surproduction tout d'abord du pigment *urobiline* au foie, d'où élimination urinaire exagérée de cet élément colorant, puis disparition opposée dans l'urine de l'*uroérythrine*, mais avec formation supplémentaire au foie d'un autre principe pigmentaire ferrugineux l'*hémosidérine (alias : hépatine* ou *ferratine)* qui se dépose principalement dans les cellules hépatiques et même dans les tissus cutanés, ou du cœur, des reins, des glanglions lymphatiques, de la rate, du pancréas, de la moëlle osseuse, c'est-à-dire partout où les combustions sont les plus faibles, où la circulation est la plus lente.

Or, comme l'*hémosidérine*, comme son nom l'indique et ainsi que nous l'avons déjà rappelé, est un principe ferrugineux, mais à titre plus élevé encore que l'*uroérythrine*, il semble donc, qu'à l'état normal, dans le départage de l'hémoglobine réduite par le milieu « porte », l'*uroérythrine* soit l'élément pigmentaire chargé d'éliminer le fer provenant de la destruction de l'hémoglobine, et que, lorsque l'*uroérythrine*, du fait de l'exagération du phénomène réducteur, ne peut plus se produire, l'*hémosidérine*, peu soluble et non dialysable qui s'y substitue soit amenée à se déposer dans les tissus où l'activité des combustions ne lui permet pas d'être reprise par une quantité d'acides gras provenant de la décomposition de l'*oxyhémoglobine* suffisante pour la solubiliser et donc la rendre dialysable.

Les médicaments réducteurs agiraient donc comme le milieu « porte », et complémentairement pour ce milieu, tandis que les médicaments oxydants tendraient au contraire à une action opposée à celle de ce milieu « porte », à une action supplémentaire pour l'oxygène de ce milieu.

Quant à l'action à double effet des dérivés sulfhydriques selon la dose employée, on peut, croyons-nous, l'interpréter ainsi : pour les doses fortes, l'action chimique réductrice prédomine ; pour les doses faibles, c'est l'action physiologique de constriction capillaire, donc d'oxydation qui est plus accentuée.

Ainsi s'expliquent : et l'action d'excitation du foie que présentent le soufre et les sulfates alcalins (réductibles en sulfures dans l'hémolyse hépatique), et l'action hématosante pulmonaire des eaux minérales sulfhydriques !

Ainsi s'expliquent, encore ; et l'exagération du pigment « *urobiline* » chez tous les hépatiques soumis au traitement créosoté, et la présence même simultanément à l'exagération de ce principe d'une certaine proportion d'*uromélanine* lorsqu'il y a exagération très considérable des réductions hépatiques (carcinôme du foie), comme lorsqu'il y a intolérance réelle de la créosote : faits que nous avons personnellement constatés dans nos recherches en collaboration avec M. Burlureaux ! (1)

Ainsi s'explique, enfin ; le rôle considérable joué par le foie dans la production des acides de la série grasse créant le milieu « arthritique », la « diathèse hyperacide » de Gautrelet,

(1) Burlureaux. — Le traitement de la tuberculose par la créosote. Rueff, Paris, 1894. — La production des urines noires dans le traitement de la tuberculose par la créosote. Soc. méd. des hôpitaux, janvier 1897.

l' « Hépatisme » de Glénard, puisque l'on a vu précédemment que la transformation de l'*oxyhémoglobine* en *hématine* — premier stade de formation de l'*urobiline* — se faisait toujours avec production concomitante d'acides de la série grasse !

CONCLUSIONS

Il nous semble découler de ce travail que :

A. — Les éléments pigmentaires de l'urine physiologique sont au nombre de sept.

B. — Sur ces éléments pigmentaires :

a. — deux : l'*urobiline* et l'*uroérythrine* sont les pigments urinaires vrais — physiologiquement parlant — puisque ce sont eux seuls que l'on retrouve dans toutes les urines normales de la période cyclique de 24 heures ;

b. — un : l'*urochrome* est un pigment de transition décelable dans les urines normales seulement au moment de leur émission ;

c. — deux : l'*urobilinogène*, l'*urochromo-érythro-roséinogène* sont des chromogènes propres tant aux trois pigments normaux précités qu'à la matière colorante spéciale aux sédiments uriques, l'*uroroséine* ;

d. — deux : l'*indigogène* ou l'*indirubinogène* sont des chromogènes normaux, mais non des pigments d'urines physiologiques, seulement d'urines pathologiques.

C. — Pour chaque kilogramme de poids corporel actif il est normalement excrété en *urobiline* 1 centigramme par période de 24 heures.

D. — La dose unitaire normale d'*uroérythrine* est de 0 gr. 0066 par semblable période de 24 heures.

E. — Il n'existe aucune différence spectroscopique entre l'*urobiline fébrile* et l'*urobiline physiologique*.

F. — Les différences constatées en ce sens par divers

auteurs ne proviennent que de la souillure de l'*urobiline* obtenue par eux par différents autres principes pigmentaires, dont principalement l'*uroérythrine* et l'*uroroséine*.

G. — L'*urospectrine* ne serait autre chose qu'un mélange d'*urobiline* et d'*hématoporphyrine*.

H. — L'*uromélanine* n'est point un principe colorant normal ; celle obtenue de l'urine normale ne découle que des réactions manipulatoires de l'auteur sur l'*urobiline* physiologique.

I. — L'*uroroséine* n'est point un pigment urinaire proprement dit ; elle ne colore les sédiments uriques qu'en se formant dans l'urine au moment de la précipitation de l'acide urique ou des urates aux dépens de l'*uroérythrine*.

J. — Les chromogènes de l'*urochrome*, de l'*uroérythrine*, de l'*uroroséine* sont identiques, et ne doivent être considérés que comme un corps unique donnant — par oxydations plus ou moins avancées — l'un ou l'autre de ses principes colorants.

K. — L'uropigmentomètre-Gautrelet se prête à la docimasie directe des pigments urinaires normaux et même à celle des pigments du plasma sanguin.

L. — L'ensemble des pigments et chromogènes urinaires normaux semble dériver en toute certitude du pigment sanguin fondamental ; l'*oxyhémoglobine* par action réductrices ou hydratantes complexes ;

M. — Ces actions réductrices ou hydratantes de l'*oxyhémoglobine* se passent :

a. — Très faiblement et directement par l'intermédiaire des gaz sulfhydriques sur le sang des masses zoogléiques de l'intestin ;

b. — Faiblement et indirectement par le moyen des mêmes gaz sur la *bilirubine biliaire* dans l'intestin ;

c. — Faiblement encore et directement dans les tissus généraux sous l'influence des échanges hémolytiques ;

d. — Fortement enfin et toujours directement dans le foie par dialyse « hématique » en présence du liquide « porte » ;

N. — Le régime lacté abaisse à la fois l'*urobiline* et l'*uroérythrine ;*

O. — Le régime végétal abaisse l'*urobiline* sans atténuer l'*uroérythrine* qu'il augmente plutôt ;

P. — Le régime carné augmente à la fois l'*uroérythrine* et l'*urobiline ;*

Q. — Le régime alcoolique augmente l'*urobiline* seule ;

R. — Le surmenage physique exagère l'*urobiline* et l'*uroérythrine,* cette dernière principalement ;

S. — L'altitude semble augmenter simultanément et parallèlement les deux pigments ;

T. — Dans vingt-trois cas morbides, il est possible en tenant compte des variations absolues, relatives ou même simplement « virtuelles » de l'*urobiline* ou de l'*uroérythrine*, de tirer de l'analyse des urines des conclusions séméiologiques intéressantes médicalement parlant ;

U. — Les médicaments agissent de trois manières différentes relativement aux variations qu'ils peuvent faire subir à la teneur urinaires en pigments regardés comme normaux :

a. — Les réducteurs généraux augmentent ces pigments ;

b. — Les oxydants diminuent ces pigments ;

c. — L'acide sulfhydrique et les sulfures alcalins agissent tantôt dans un sens, tantôt dans l'autre, selon la dose employée — forte (augmentation), — faible (diminution).

Vu, bon à imprimer ;
Le Président de la Thèse,
Le ROUX.

Vu :
Le Directeur de l'Ecole,
G. PLANCHON.

Vu, et permis d'imprimer :
Le Vice-Recteur de l'Académie de Paris,
GRÉARD.

ANNEXE

Résumé de technique opératoire pour le dosage spectroscopique direct de l'urobiline et de l'uroérythrine dans l'urine.

1° Rechercher au moyen de la réaction de Gmelin (1) si l'urine ne contient pas de pigments biliaires vrais ?

2° Si l'urine contient des pigments biliaires vrais, ajouter à 200 cc. de liquide 100 cc. de la solution sulfato-mercurique Denigès (2) et, après un contact de 5 à 6 minutes, filtrer jusqu'à obtention d'un filtratum bien limpide.

3° Si l'urine ne contient pas de pigments biliaires, l'acidifier par addition de 3 cc. d'acide acétique cristallisable pour 100 cc. et filtrer.

4° S'assurer tout d'abord du bon réglage de la fente du spectroscope de l'uropigmentomètre en retirant le spectroscope de l'appareil et en le tournant vers une surface directement éclairée par des rayons solaires : on doit apercevoir les raies de Frauenhofer et régler s'il y a lieu la fente au moyen d'un tourne-vis agissant sur la vis de serrage.

5° S'assurer si l'oculaire est bien au point pour la vue de l'observateur, et pour cela le tirer ou l'enfoncer jusqu'à vision bien nette des raies verticales du spectre solaire.

6° S'assurer que les trois fils représentatifs des raies solaires obscures D, *b* et F se superposent bien à ces raies.

7° Orienter le miroir de l'uropigmentomètre vers une source lumineuse (toujours la même autant que possible pour le même opérateur — une lampe Pigeon par exemple) et

(1) Acide nitrique nitreux.

(2) Acide sulfurique pur.................................... 20 c. c.
Eau distillée.................................... 100 c. c.
Oxyde mercurique.................................... 5 gr.

s'assurer d'un éclairage convenable, mais cependant pas trop intense : la base de la flamme de la source lumineuse artificielle devant être sensiblement au même niveau que le centre du miroir, ainsi que le montre le dispositif ci-dessous :

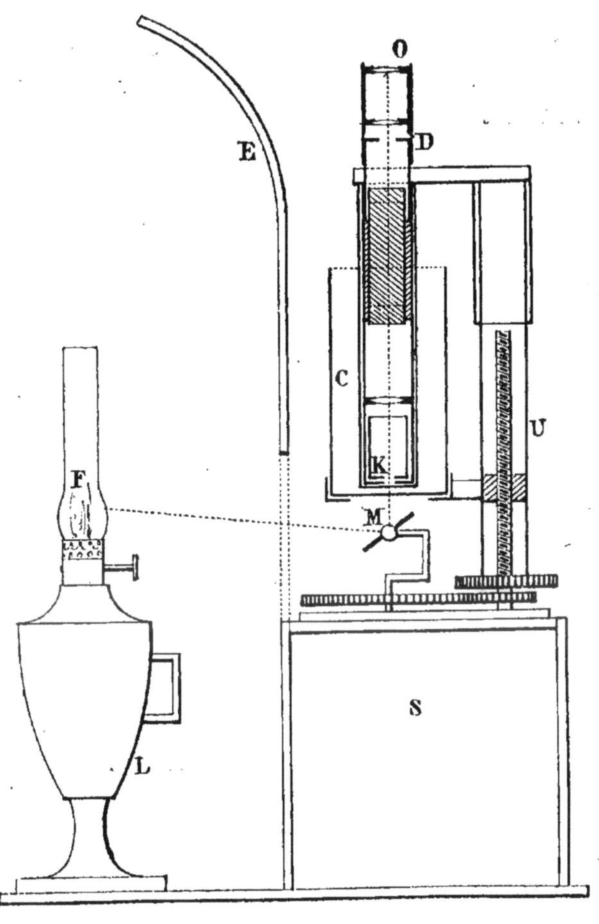

U. — Uropigmentomètre.	K. — Fente diaphragmatique.
S. — Support de l'uropigmentomètre.	O. — Oculaire.
C. — Cuve.	L. — Lampe Pigeon.
M. — Miroir.	F. — Flamme.
D. — Diaphragme.	E. — Ecran.

8° Introduire l'urine à examiner, soit simplement acidifiée et filtrée, soit déféquée par le réactif de Denigès (1), dans la cuve de l'uropigmentomètre.

(1) Voir page 100.

9° Faire mouvoir, au moyen du bouton molleté, la cuve à urine jusqu'à ce que l'on aperçoive nettement à droite de *b* ou du fil d'araignée devant s'y superposer une ombre s'étendant un peu au-delà de F ; c'est la raie γ de l'urobiline, elle est séparée de *b* ou de son fil représentatif par un espace clair et brillant.

XIV

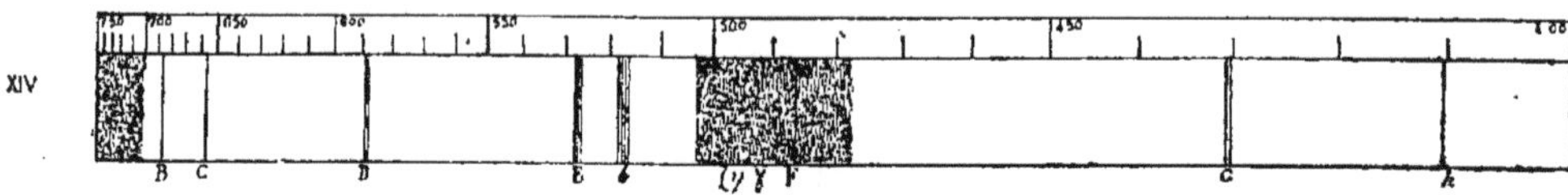

Fig. 3. Urobiline solution acide (Lefèvre)

10° Lire au disque enregistreur la division alors placée en face de l'index fixe.

11° Chercher à la première table de concordance de l'uropigmentomètre (1) le poids d'urobiline par litre d'urine correspondant à cette division.

12° Continuer à faire mouvoir, au moyen du bouton molleté, la cuve à urine jusqu'à ce que l'on aperçoive nettement des deux côtés de D ou du fil d'araignée représentant cette raie, deux bandes obscures assez étroites séparées l'une et l'autre de D ou de son fil représentatif par un espace clair et brillant. Ce sont les raies u' et u'' de l'uroérythrine.

XXXIV

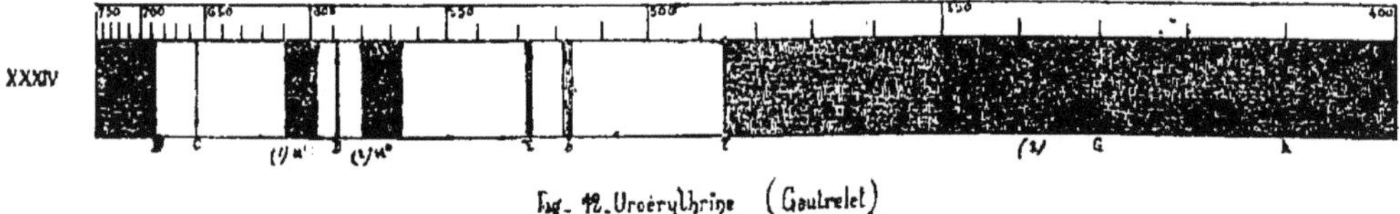

Fig. 12. Uroérythrine (Goutrelet)

13° Lire sur le disque enregistreur la division placée en ce moment en face de l'index fixe.

14° Chercher à la même première table de concordance de l'uropigmentomètre le poids d'uroérythrine par litre d'urine correspondant à cette division.

(1) Voir page 111.

SOMMAIRE DES FIGURES

A. — SCHÉMAS SPECTRAUX

B. — DESSINS ET GRAPHIQUES

PLANCHES SPECTRALES

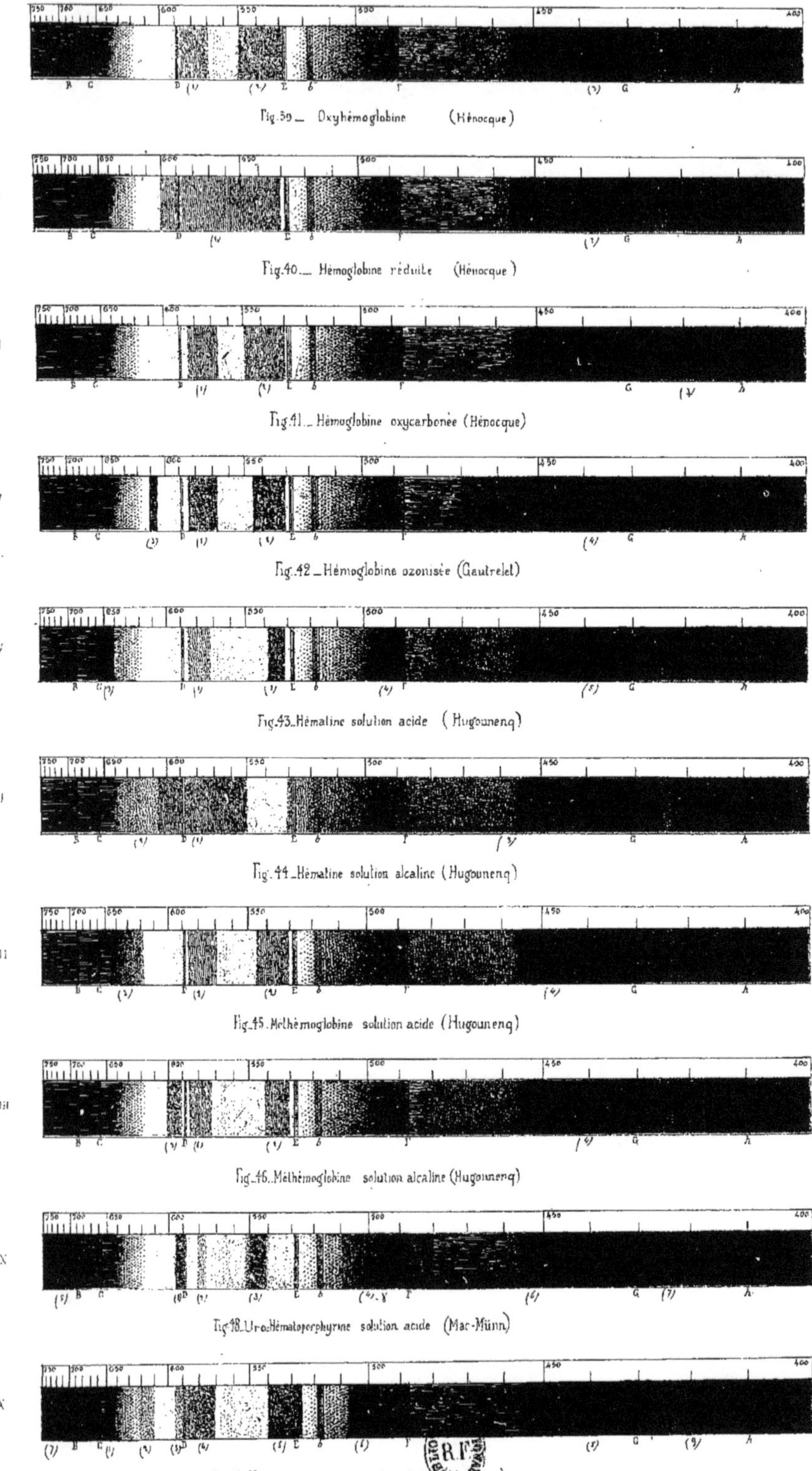

I — Fig.39_ Oxyhémoglobine (Hénocque)

II — Fig.40_ Hémoglobine réduite (Hénocque)

III — Fig.41_ Hémoglobine oxycarbonée (Hénocque)

IV — Fig.42_ Hémoglobine ozonisée (Gautrelet)

V — Fig.43_ Hématine solution acide (Hugounenq)

VI — Fig.44_ Hématine solution alcaline (Hugounenq)

VII — Fig.45_ Méthémoglobine solution acide (Hugounenq)

VIII — Fig.46_ Méthémoglobine solution alcaline (Hugounenq)

IX — Fig.48_ Uro-Hématoporphyrine solution acide (Mac-Münn)

X — Fig.49_ Uro-Hématoporphyrine solution alcaline (Mac-Münn)

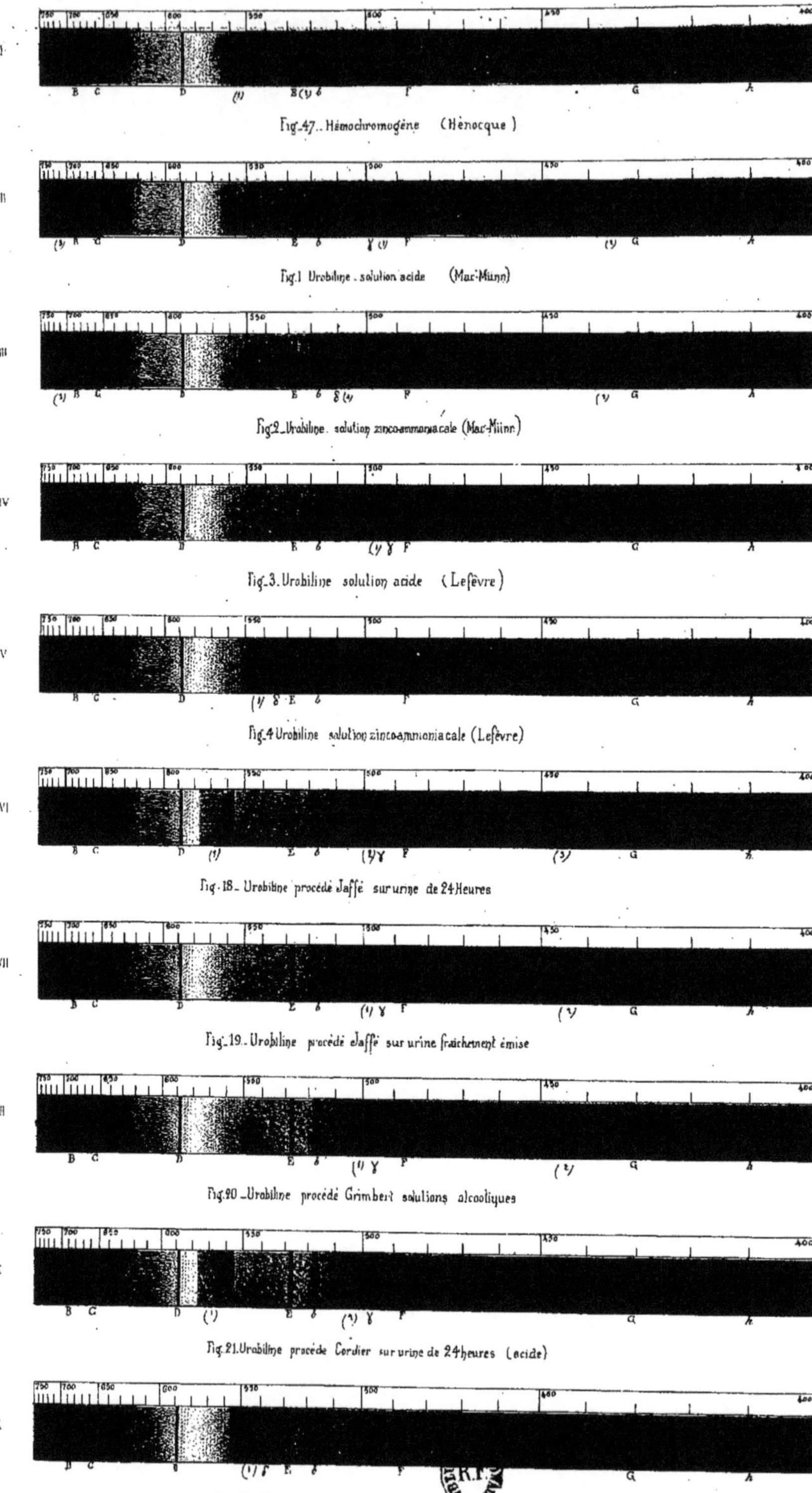

Fig. 47. Hémochromogène (Hénocque)

Fig. 1 Urobiline. solution acide (Mac-Munn)

Fig. 2 Urobiline. solution zincoammoniacale (Mac-Munn)

Fig. 3. Urobiline solution acide (Lefèvre)

Fig. 4 Urobiline solution zincoammoniacale (Lefèvre)

Fig. 18. Urobiline procédé Jaffé sur urine de 24 Heures

Fig. 19. Urobiline procédé Jaffé sur urine fraîchement émise

Fig. 20 Urobiline procédé Grimbert solutions alcooliques

Fig. 21. Urobiline procédé Cordier sur urine de 24 heures (acide)

Fig. 22 Urobiline procédé Cordier sur urine de 24 heures ($AzH^4O + ZnCl$.)

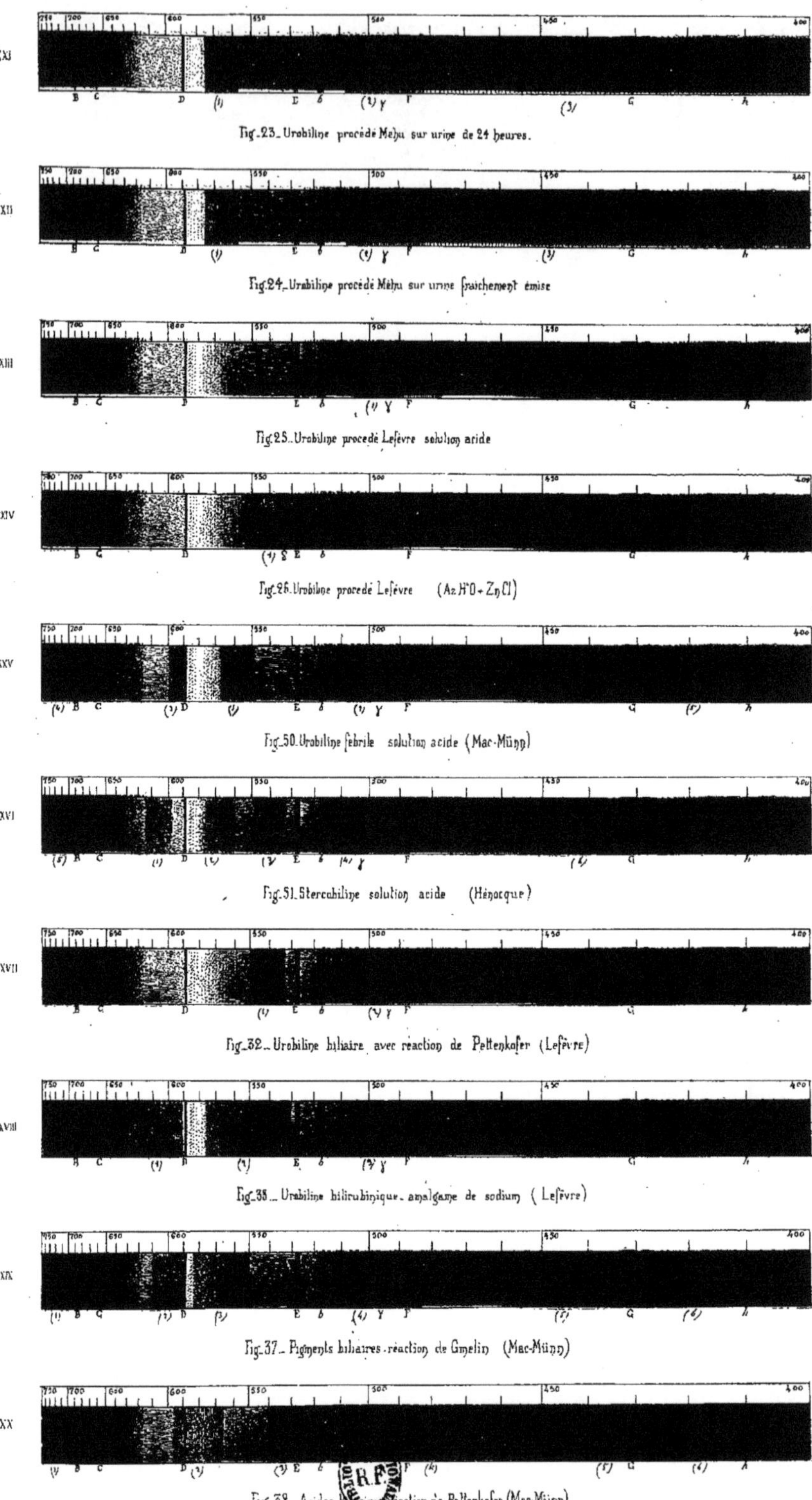

XXI — Fig. 23. Urobiline procédé Méhu sur urine de 24 heures.

XXII — Fig. 24. Urobiline procédé Méhu sur urine fraîchement émise

XXIII — Fig. 25. Urobiline procédé Lefèvre solution acide

XXIV — Fig. 26. Urobiline procédé Lefèvre (AzH^4O + Zn Cl)

XXV — Fig. 30. Urobiline fébrile solution acide (Mac-Münn)

XXVI — Fig. 31. Stercobiline solution acide (Hénocque)

XXVII — Fig. 32. Urobiline biliaire avec réaction de Pettenkofer (Lefèvre)

XXVIII — Fig. 33. Urobiline bilirubinique, amalgame de sodium (Lefèvre)

XXIX — Fig. 37. Pigments biliaires, réaction de Gmelin (Mac-Münn)

XXX — Fig. 38. Acides biliaires, réaction de Pettenkofer (Mac-Münn)

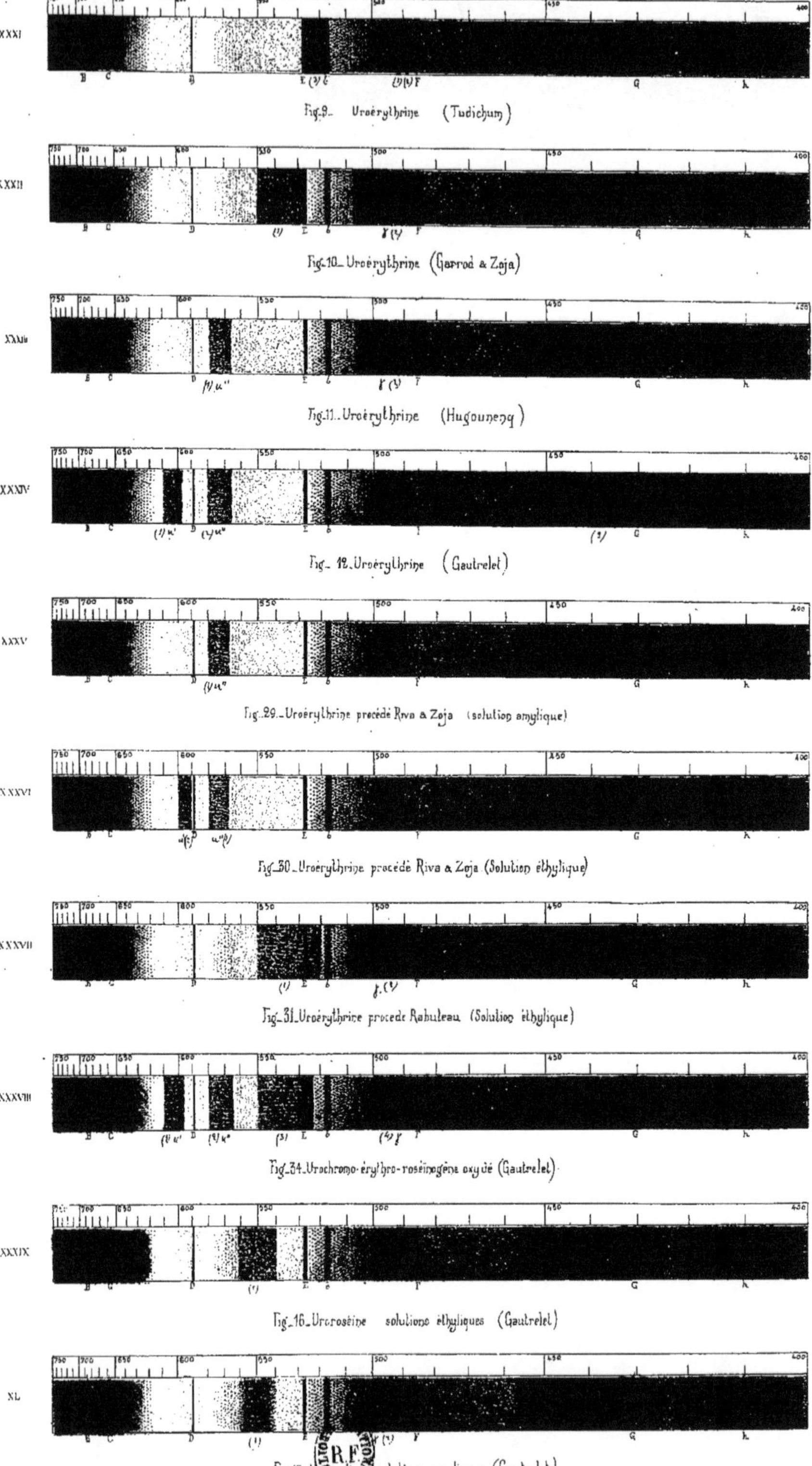

Fig. 9. — Uroérythrine (Thudichum)

Fig. 10. — Uroérythrine (Garrod & Zoja)

Fig. 11. — Uroérythrine (Hugounenq)

Fig. 12. — Uroérythrine (Gautrelet)

Fig. 29. — Uroérythrine procédé Riva & Zoja (solution amylique)

Fig. 30. — Uroérythrine procédé Riva & Zoja (Solution éthylique)

Fig. 31. — Uroérythrine procédé Rabuteau (Solution éthylique)

Fig. 34. — Urochromo-érythro-roséinogène oxydé (Gautrelet)

Fig. 16. — Uroroséine solutions éthyliques (Gautrelet)

Fig. 17. — Uroroséine solutions amyliques (Gautrelet)

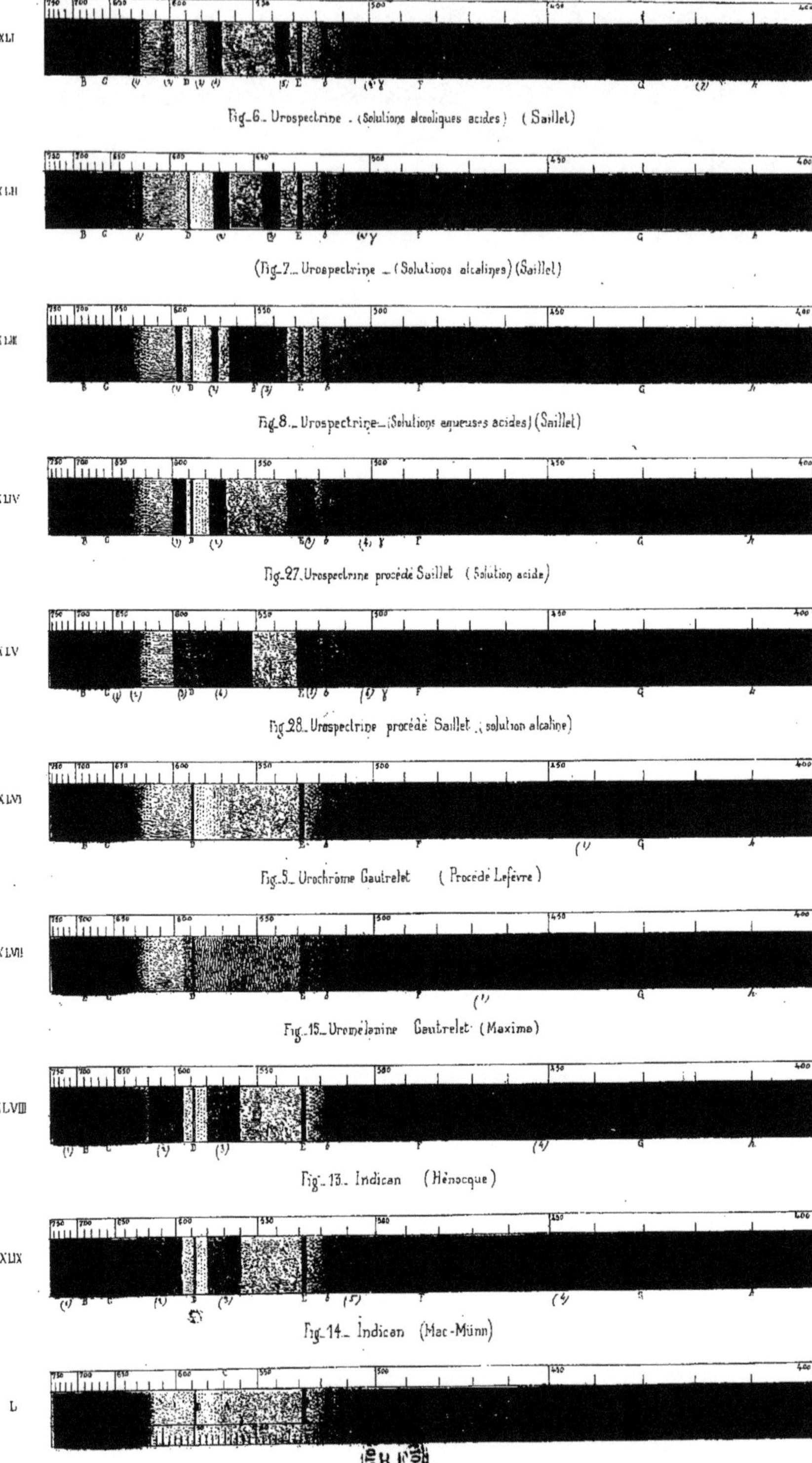

Fig_6_ Urospectrine _ (Solutions alcooliques acides) (Saillet)

(Fig_7_ Urospectrine _ (Solutions alcalines) (Saillet)

Fig_8_ Urospectrine_ (Solutions aqueuses acides) (Saillet)

Fig_27_ Urospectrine procédé Saillet (Solution acide)

Fig 28_ Urospectrine procédé Saillet (solution alcaline)

Fig_5_ Urochrôme Gautrelet (Procédé Lefèvre)

Fig_15_ Uromélanine Gautrelet (Maxima)

Fig_13_ Indican (Hénocque)

Fig_14_ Indican (Mac-Münn)

Echelle de concordance des longueurs d'onde avec les mesures micrométriques & Spectre solaire

BIBLIOGRAPHIE

AUTEURS CITÉS

(d'après l'ordre alphabétique)

AMANN. — Recherche de l'indican dans l'urine. — Revue médicale de la Suisse romande, 1897, p. 6.

BEAUME. — Essai d'études spectrales de l'urine dans divers états pathologiques. Thèse médecine, Parent, 1879.

BÉCLARD. — Traité élémentaire de physiologie. Asselin, Paris, 1862, p. 238.

BERTHELOT. — Cité par Hugounenq. Loc. cit. p. 264.

BINET. — Dosage de l'urobiline, cité par Hugounenq, loc. cit. p. 466.

BOGOMOLOFF. — Ueber die spectral eigenschaften der Gmelinschen Reaction. loc. cit. 1869.

— — Die methoden der quantitativen der Urobilin in Harn. — Med. Wochen, 1893.

Bogomoloff et Koseklanoff. — Unterschied, Zwischen der Pettenkoffer Gallensauren und Eiveiss réaction. — in Centralblatt die f. mediz. Wischenchaft, 1868.

BURLUREAUX. — Le traitement de la tuberculose par la créosote. Rueff, Paris, 1894.

— — La production des urines noires dans le traitement de la tuberculose par la créosote. Soc. méd. des hôpitaux, janv. 1897.

CARTER. — Edimburgh medical journal, 1860, t. V, p. 119.

CORDIER. — cité par Gautrelet, in « Revue des maladies de la nutrition ». 1897, p. 49.

COTTON. — L'urocyanine; nouvelle matière colorable de l'urine; Bull. de pharmacie de Lyon, juillet, août, 1896.

DENIGÈS. — Dosage de l'urobiline. — Société de biologie, 20 mars 1897.

DISQUÉ. — Ueber Urobilin. — Zeitsch, f. physiol. chemie, II, 1878.

— — Stercobilin. — Zeit. f. phys. chem. II, 1878.

EISELT. — Prager Vierteljahrschrift für die praktische Heilkunde, t. LXXVI, p. 47.

FORDOS. — Cité par Schmitt. Loc. cit. p. 24.

GARROD. — A Contribution to the study of uroerythrin. Journal of Physiolog. XIII, p. 598.

— — Proced. Roy. Society. LX.

GAUTIER. — Cité par Hénocque. Spectroscopie du sang et des pigments. p. 15.

GIACOSA. — Cité par Schmitt. Loc. cit. p. 27.

F. GLÉNARD. — Les ptoses viscérales. Diagnostic et nosographie. — Masson, Paris, 1899.

GOLDING-BIRD. — De l'urine et des dépôts urinaires, p. 216.

GRIMBERT. — Dosage de l'urobiline. — Journal de Pharmacie et de chimie, 1888, t. XVIII, p. 481.

GUBLER. — Société de biologie, 1851.

— — Société médicale des hôpitaux, 1855 à 1857.

HARLEY. — The urine and its derangements, Philadelphie, 1872.

HAYEM. — Recherches cliniques sur l'urobilinurie. Gaz. hebd. de méd. et chir. 1887, n°s 32 et 33.

— — Ictère et urobilinurie. — Bull. soc. méd. hôpitaux, 1889.

HELLER. — Archives de physiologie, 1854 (a), t. III, p. 367.

HÉNOCQUE. — Spectroscopie biologique. — Spectroscopie du sang. — Masson, Paris, 1896.

— — Spectroscopie des organes, des tissus et des humeurs. Masson, Paris, 1897.

— — Spectroscopie du sang et des pigments. — Masson, Paris, 1898.

HOPPE-SEYLER. — Articles divers in « Zeitschrift f. physiologisc. chemie » de 1879 à 1896.

— — Handbuch der physiologische und pathologische chemische Analyse. — Berlin, 1870 et 1879.

— — Stercobiline provenant de l'hématine. — Physiologische chemie, 1879.

— — Virchon's Archiv. V. 124, 1891, p. 34.

HUGOUNENQ. — Précis de chimie physiologique et pathologique. — Doin, Paris, 1897.

JAFFÉ. — Researches intended te promote, 1861 à 1868.

— — Centralblatt für die Med. Wischenschaft, 1868, p. 243

— — Jahresbericht de Virchow et Hirsch, 1871.

— — A manual of chemical Physiology. 1872.

— — Beitrage zur Kentniss der gallen und Harnpigments. — Centralblatt, 1873, p. 211 et 1875, p. 658.

— — Archives générales de médecine, 1873, t. XXI, p. 100.

— — Pathology of urine, 1877.

JANSSEN. — Spectroscope à vision directe. — C.-R. Acad. Sciences, 1862. t. LV.

KASSEL. — Analyse de l'hémaglobine du sang de cheval, cité par Hugounenq. Loc. cit. p. 261.

LAACHE. — Guide pratique de l'analyse des urines, traduction française de Francotte. — Carré, Paris, 1885.

F. LAGRANGE. — L'exercice chez les adultes. — Alcan, Paris, 1891.

— — Analyses du volume : Neurasthénie et Arthritisme. Rev. Mal. Nutr. 1893, p. 700.

— — La médication par l'exercice. — Alcan, Paris, 1894.

LANDOIS. — Cité par Mac-Münn. Outliness, p. 98.

Langhans et Quincke. — Transformation de l'hémoglobine en pigments biliaires lors de l'injection du sang dans les tissus sous-cutanés. — Cité par Hugounenq, loc. cit. p. 209.

LAUNOIS et MORAU. — Manuel d'anatomie microscopique et d'histologie, Masson, Paris, 1892, p. 24.

LAVAL. — Urobilinurie par contusion du foie. — Acad. méd. 20 janv. 1897.

LEFÈVRE. — Relations entre quelques pigments de l'urine, de la bile et du sang. Thèse médecine, Gounouilhou, Bordeaux, 1898.

F.-P. LE ROUX. — Recherches sur la cause de la diathèse rhumatismale. C.-R. Acad. Sciences, 19 oct. 1891.

— — De l'incubation et de la nutrition des productions glaireuses de l'intestin, cause de la diathèse rhumatismale. — C.-R. Acad. Sciences, 19 déc. 1892.

LUDWIG. — Cité par Mac-Münn. Outliness, p. 98.

MAC-MÜNN. — The spectroscope in medicin, 1880.

— — Jahresbericht für thier. Chem. 1883, p. 321.

— — Bile pigments and others. — The journal of physiology, t. VI.

— — Outliness of the clinical chemistry of urine, Churchill, Londres, 1889.

— — Stercobiline provenant de l'Hématine par nourriture. — Journal of Physiology, 1890, t. XI.

MALY. — Untersuchungen ueber die gallenfarbestoffe. Ann. Chem. und Pharm. t. CLXI.

MÉHU. — Archives générales de Thérapeutique, 1871.

— — Traité de chimie médicale.

— — Urobiline in « Bull. de l'Académie de médecine », 1875.

— — Journal de Pharmacie, août 1878, p. 159.

— — Urine et calculs urinaires. — Asselin, Paris, 1880.

MICHAELS. — Des affections dentaires dans quelques maladies des mâchoires : ostéite, nécrose phosphorée, cancer. — Crété, Corbeil, 1895.

MOITESSIER. — Physique appliquée, optique, spectroscope pour l'observation d'un liquide sous des épaisseurs variables. — Masson, Paris, 1879, p. 251.

NENCKI et SIEBER. — Uroroséine. — Journal für praktische chemie, t. XXVI, p. 333.

— — Uroroséine. — Bull. soc. chimique, 3e série, IV, 95.

NENCKI et SIEBER. — Ueber das hœmotoporphyrin. — Archiv. f. experiment. Pathol. und Pharm. vol. XVIII, XX, XXII.

NEUBAUER & VOGEL. — De l'urine et des sédiments urinaires. Kreidelwerlag. Wiesbaden, 1881.

PÉAN. — Leçons cliniques, t. IX, 1895.

PETITPAS. — De l'indicanurie. — Etude pathogénique et séméiologique. — Thèse médecine, Paris, 1896.

H. PEYRAUD. — De l'Hyperacidité organiquo. — Revue des maladies de la nutrition. — Paris, 1893, 1894, 1895.

POISEUILLE. — Cité par Béclard : Mouvement des liquides dans les tubes de très petit diamètre. Loc. cit. p. 241.

PROUST. — Annales de chimie, 1800, t. XXXVI, p. 274. Traduction française du Mémoire original espagnol.

— — Annales de chimie et de physique, 1820, t. XIV, p. 257 et 442.

RABUTEAU. — Indican. — Société de biologie, 17 juin 1875.

RIVA. — Contribuzione allo studio della uroeritrina. — Archiv. italian. di clinica medecina, 1892.

— — Encora della uroeritrina. — Archives de biologie italiennes, 1893.

— — Beitrag zür Keuntniss der uroerythrin, 1894.

ROSIN. — Uroroseine und sein chromogen. — Centralblatt f. klin, med. 1889.

— — Deutsch. med. Wochenschrift, 1890-1891-1893.

— — Zeitsch. f. physiol. Chemie. II, p. 264.

ROWLAND. — Agenda du chimiste. Hachette, 1898, p. 197.

SAILLET. — L'Hématoporphyrine matière colorante normale de l'urine, Bull. de Thérapeutique, 1894.

— — L'urospectrine. in Revue de méd., 1896, p. 543 et 547.

SALKOWSKI. — Zür Frage über die Identitat der Hæmatoïdin und Bilirubin. — Hoppe-Seyler's med. chem. 1868.

— — Practicum der Physiol. und. Pathol. chemie, 1886.

SCHMIEDEBERG. — Coloration bleue des urines par l'indican. — cité par Hugounenq, in « Précis de chimie physiologique et pathologique ».

SCHMIDT. — Verhandlangen d. congress f. innere Medicin, 1895, p. 326.

SCHMITT. — Essai sur les matières colorantes de l'urine normale. Thèse médecine, G. Carré et Naud, Paris, 1898.

SCHUNCK. — Mem. of the Litter. and Philos. Soc. of Manchester, 1857, t. XIV, p. 401.

SIMON. — Journal für praktische chemie, 1841, t. XXII, p. 113.

— — Animal Chemistry, t. II, p. 119.

SONNIÉ-MORET. — Eléments d'analyse médicale appliquée aux recherches cliniques. — Soc. Edit. scient. Paris, 1897.

STUDENSKI. — Zur frage der quantitative Bestimmung der Urobiliu in Harn. — Saint-Petersburger Wochenschrift, 1893.

Maurice de Thierry. — Hématospectroscope. — C.-R. Acad. Sciences, 1885, t. C. et CI.

— — Hématospectroscope comparateur. C.-R. Acad. Sciences, 18 avril 1895.

THUDICHUM. — The Harting's Prize essay, 1852.

— — British medical journal, 1864 à 1874.

— — Further researches on bilirubin and its compounds, — Journal of the chemie Society, 1875, t. XIII. p. 399.

— — Comptes rendus de l'Acad. des sciences, 1888, p. 1803.

— — The progresse of medicinal Chemistry, 1896.

TYSON. — Practical examination of urine. Philadelphie, 1895.

UDRANSKY. — Zeits. physiol. chemie, 1897, p. 133.

VAUGHAN-HARLEY. — Formation of urobilin. — Britsh medical journal, Londres, 1896.

VAUQUELIN. — Annales du muséum d'histoire naturelle, 1811.

VIERORDT. — Analyse spectrophotométrique de l'urine, 1873.

— — Stercorine. — Jahresbericht fur thier. Chem, 1875.

— — Die quantitativ spectral analyse, und ihre auwendung auf Physiologie, 1876.

VIGLEZIO. — Sulla patogenesi dell' urobilinuria. — in « Lo sperimentale », 15 septembre 1891

R. VIGOUROUX. — Neurasthénie et Arthritisme, Paris, 1892.

WINTER. — Recherche de l'urobiline dans la bile. — Société de Biologie, 1889.

WÜRZER. — in « Traité de Chimie de Berzélius », t. VII, p. 357 et 443.

YVON. — Manuel clinique de l'analyse des urines. — Doin, Paris, 1896.

ZAWADSKI. — Archiv. f. exper. Pathol. méd. Pharm. t. XXVIII, p. 450.

ZELLER. — L'uromélanurie, cité par Schmitt. — in « Essai sur les matières colorantes de l'urine », 1898.

ZOJA. — Ueber Urocrythrin und Hœmatoporphyrin in Harn. — Centralblatt f. die med. Wissench. 1892, n° 39.

— — Su qualche pigmenti de alcun urine e specialimento sulla presenza in esse di ématoporfirina ed uroeritrina. — Archivio italiano, clinica med. 1893

AUTEURS NON CITÉS

(d'après l'ordre alphabétique)

Abel. — Bemerkung über die thierisch Melanin und das Hœmosiderin. — Wirchow archiv. 1890.

Allen. — Eine verbessete method zür Bestimmung von Harnstoff nach der Hyperbromite methode. Chem. neus. 73, 1896.

Anthen. — Action du foie sur le sang. — Cité par Hugounenq, in « Précis de chimie physiologique et pathologique ».

Arsonval (d'). — Photographie de la troisième bande de l'oxyhémoglobine dans le violet. — Soc. biol. 4 mai 1889.

Auscher. — La sidérine ou rubigine. — Cité par Hugounenq, loc. cit.

Baumann — Archiv. für Physiol. XIII.

Baumann et Brieger. — Zeitsch, f. Physiol. Chemie, t. III.

Baumann et Tiemann. — Ber, d. deutsch. chem. gesellschaft, t. XII et XIII.

Baumstark. — Urohœmatoporphyrin. — Pflugers, archiv. IX.

Beale. — De l'urine, des dépôts urinaires et des calculs. Traduction d'Ollivier et Bergeron. J.-B. Baillière, Paris, 1865.

Beaunis et Bouchard. — Traité de physiologie.

Beck. — Die Entsbehung des urobilin, ch. IX.

Becquerel. — Séméiotique des urines, Paris, 1842.

Bences-Jones. — On the chemical circulation in the body. Proceedings of the Roy, Society, 26 mai 1865.

Berdez et Nencki. — Archiv. für exper. Pathol. t. XX, 1886.

Bertin-Sans. — Sur la méthémoglobine, J.-B. Baillière, Paris, 1888.

Bertin-Sans et Moitessier. — Sur la méthémoglobine et sur l'hémoglobine oxygénée. C.-R. Acad. Sciences, 1891 et 20 fév. 1893.

Bizio. — Cité par Mac-Münn. Outliness, p. 98.

Bohr. — Sur les combinaisons de l'oxyhémoglobine avec l'oxygène. — Bull. Acad. roy. danoise, 9 mai 1890 et C. R. Acad. Sciences, Paris, 4 août 1890.

Bouchard. — Leçons sur les auto-intoxications dans les maladies, Paris, 1887.

Braconnot. — Annales de chimie et de physique, 2e série, t. XXIX.

Brieger. — Augmentation de l'indigogène par l'absorption de l'indol. — Cité par Hugounenq, loc. cit.

Bunsen et Kirchoff. — Analyse chimique fondée sur les observations du spectre. — Ann. de chimie et de physique, 1862, LXII et LXIV.

Bürcker. — Les urines noires dans le traitement créosoté, cité par Burlureaux : in « Le traitement de la tuberculose par la créosote ».

Cantin. — Journal de chimie médicale, 1833.

Cazeneuve. — Réduction de l'hématine en hémochromogène par l'hydrosulfite de soude, cité par Hugounenq, loc. cit.

Coulier. — Le spectroscope appliqué aux sciences physiques et pharmaceutiques, Paris, 1881.

Danlos. — Art. urines, in « Nouv. Dict. de méd. et de chirugie ». t. XXXVII.

Dastre. — Article, Bile « in Dictionnaire de Physiologie de Richet ». — F. Alcan, Paris, 1896.

Dastre et Floresco. — Deux nouveaux pigments biliaires. Archives de physiologie, 1897.

Eichholtz. — Journal of physiology. XIV.

— — Urobilin und verwandte pigmente, 1894.

Eliacheff. — Société de biologie, 1891.

Esoff. — Pflügers archiv. t. XII.

Fitz. — Réduction de l'hémoglobine par le tissu du foie. Cité par Hugounenq, loc. cit.

Flotz. — Zeitsch. für. Physiol. VIII.

Fontenelle. — Archives générales de médecine, 1823.

Fumouze. — Les spectres d'absorption du sang. Thèse médecine, J.-B. Baillière, Paris, 1870.

Gamgee. — Researches on the blood, onthe action of nitrates on blood. Proced. of the Roy. Soc. of Edimburg, 1868, et C. R. Acad. Sciences, Paris, n° 12, 1869.

Ganghofuer et Prizbam. — Prager Vierteljahrschrift für praktische Heilkunde, t. C. XXX, 1876.

A. Garrod. — Beitrag zum studiun des gebben Farbstoffe des urine, 1894.

— — Eim Beitrag zum studium des urocrythrin, 1895.

— — Hœmatoporphyrin in normalen urin. 1895.

Glowe. — Urobilinurie in Kinder Krankreiten. Lo sperimentale, 1895, I.

Gorup-Besonez. — Traité de chimie physiologique. — Traduction de Schlagdenhaufen. Dunod, Paris, 1880.

Grimm. — Arch. f. exper. Pathol. und Pharm. XXXII.

Guinard. — Société de biologie, 19 mai 1893.

Halliburton. — Essentials of chemical Physiology. Longmans Green. Londres, 1893.

Hammarsten. — Lehrbuch des Physiologische chemie, Bergmann, Wiesbaden, 1890.

Hanot. — Cirrhose pigmentaire. Soc. biologie. Paris, 13 mars et 17 juin 1893.

Hanot et Chauffard. — Le diabète bronzé, comme cause de pigmentation hépatique.

Hanot et Chauffard — Diminution de l'urobiline par absorption de créosote. Soc. med. hôpitaux, janv. 1897.

HARDY. — Principes de chimie biologique.

HOFFMANN. — Cité par Hénocque. — in « spectroscopie des pigments ».

Hugounenq et Doyon. — Recherches sur les pigments biliaires, préparation de la biliverdine. — Arch. physiol. norm. et pathol. VIII.

HEATON et VASEY. — Eine einfache Methode der Harnstoffbestimmung, Lancet, 1890, I.

JAKSCH (VON). — Zeitschrift für physiol. chemie, XIII, 1889.

JOLLES. — Ueber der Nachweiss von Urobilin in Harne.

— — Ueber das Anftreten und den Nachweiss von Urobilin in normalen und pathologischen Harn. Centralblatt für med. 1895, 16.

— — Ueber die einwirkung von Iodlosungen auf Bilirubin und ueber eine quantitative methode zur Bestimmung desseblen in Harn. — Monatschaffe für chemie, mars 1899, XXIII.

KELSCH et KIENER. — Action du paludisme sur les dépôts ferrugineux des viscères. — Cités par Hugounenq, loc. cit.

KIENER et ENGEL. — Sur les rapports de l'urobilinurie avec l'ictère. Soc. biologie, 6 oct. 1888.

— — Sur les conditions pathogéniques de l'ictère et ses rapports avec l'urobilinurie. Soc. biologie, 6 oct. 1888.

KRANN. — Uber ein neues Lösungsmittel der Harnfabstoffe, in V. Harley. Bildung von Urobilin, c. VIII.

KUNCKEL. — Composition de la sidérine. — Cité par Hugounenq, loc. cit.

KUSTER. — Analyse de l'hématine, cité par Hugounenq, loc. cit.

LABADIE-LAGRAVE. — Urologie clinique et maladie des reins.

LAMBLING. — Des applications de la spectrophotométrie à la physiologique. — Arch. physiol. norm. et path. 1er juillet et 15 nov. 1888.

LAPICQUE. — Le foie détruit l'hémoglobine. Soc. biol. 1897.

Lair et Masius (van). — Stercobiline. — Centralblatt für medicin. Wischen, n° 24, 1871.

Lecoq de Boisbaudran. — Les spectres lumineux, 1874.

LE NOBEL. — Urohœmatorphyrin. — Pfluge'rs archiv. t. XL. 1887.

Leroullet et Ménard. — Art. « urines » in « Dict. encyclop. Ve série, t. I.

LEFÈVRE. — Spectroscopie, spectrométrie. — Encyclopédie des acides mémoires. Masson, Paris.

LETULLE. — Cirrhose hypertrophique pigmentaire non diabétique. Soc. méd. Hôpit. 5 fév. 1897.

LHÉRITIRR. — Traité de chimie pathologique, 1842.

LINOSSIER. — Appareil pour le dosage des matières colorantes de l'urine. Lyon médical, n° 32, 1897.

LINOSSIER — Combinaison de l'oxyde de carbone et du bioxyde d'azote avec l'hémochromogène. Cité par Hugounenq, loc. cit.

LIOTARD. — Manuel pratique et simplifié d'analyse des urines et autres sécrétions organiques. — Maloine, Paris, 1897.

LOUBIOU. — Recherche et dosage de l'indican dans l'urine par l'eau oxygénée. Journ. connaissances médicales, 1896.

MARY-PUTHAM. — Medical record. 6 nov. 1897.

MEISTER. — Zeits. f. physiol. chemie, t. XII.

MERCIER. — Guide pratique pour l'analyse des urines. J.-B. Baillière, Paris, 1893.

MICHEL-DANSAC fils. — De l'érythrocytose dans ses rapports avec l'insuffisance hématopoiétique. — Thèse médec. Paris, Carré et Naud. 1897.

MILNE-EDWARDS. — Leçons sur la physiologie et l'anatomie comparée de l'homme et des animaux, t. VII, 1862.

Minkowski et Naunyn. — Hémosidérine par intoxication au moyen de l'hydrogène arsénié. Cité par Hugounenq, loc. cit.

MIQUEL. — Harnstoff esbimung. C.-R. Acad. Sciences, t. III.

MORNER. — Zeits. f. physiol. chemie, t. XI.

NISERON. — De l'urine. Thèse, Paris, 1869.

OBERMAYER. — Procédé de recherche de l'indican. — Cité par Hugounenq, loc. cit.

ORFILA. — Eléments de chimie appliquée à la médecine et aux arts, t. III, Paris, 1836.

OTTO. — Recherches sur le skatol. Pfluger's, archiv. XXIII.

PEYROU. — Recherches sur l'action toxique et physiologique de l'hydrogène sulfuré sur les animaux. Thèse sciences, Crété, Paris, 1888.

POLLACK. — Med. Centralblatt. 1890.

POUCHET. — Contribution à la connaissance des matières extractives de l'urine. Thèse, Paris, 1880.

PREYER. — Quantitative Bestimmung der Farbstoffes imblüte das spectrum. Ann. des Chem. und. Pharm. CXL. 1866.

QUINCKE. — Eigenthumlicher Farbstoff in Harn. — Berliner Klin, Wochenschrift, n° 36, 1892.

REOCH. — Journal of Anat. and Physiology. t. XV, 1875.

REGAUD. — La cirrhose hypertrophique pigmentaire. Thèse, Lyon, 1897.

A. ROBIN. — Essai d'urologie clinique. — La fièvre typhoïde. Paris, 1877.

CH. ROBIN. — Leçons sur les humeurs normales et morbides du corps de l'homme. Paris, 1874.

ROBIN et VERDEIL. — Chimie anatomique, t. III.

ROSENBACH. — Centralblatt für med. Wischensh. 1890.

ROSENBERG. — The use of the spectroscope, its applications to scientific and practical medicin. New-York, 1876.
SAINT-MARTIN (DE). — Spectrophotométrie du sang. — Doin, Paris, 1898.
SCARLING. — Ann. der Chemie and. Pharm. t. XLIII, 1842.
SCHMIDTS. — Jahrsbücher, t. CXXV, 1865.
SCHÜTZENBERGER. — Traité de chimie générale, t. VI.
SCHWARTZ. — Destruction de l'oxyhémoglobine par les cellules hépatiques, cité par Hugounenq, loc. cit.
SEILER. — Bestimmung der Harnstoffs. — Schwerz, Wochen. Pharm. n° 27, 1890.
SENATOR. — Origine de l'indican. — Cité par Hugounenq, loc. cit.
SIMON. — Die moderne Ausicht über das Harnindikan.-Amer. journ. of the med. sciences, juillet-août, 1895.
SOBERNHEIM. — Centralblatt für die med. Wischensch. 1872.
SORBY. — On the application of spectrum analysis to microscopical investigations and especially to the detention of bloodstains. — Chemical News, 1865.
— — On a definite method of qualitative analysis of animal and colouring matters by means of spectrum-microscope. — Proceeds. of. the Roy. Soc. London, 1867.
STARCK (VON). — Der Urobilingehalt des Handsharns, 1894.
STOKES. — On the reduction and oxydation of the colouring matter of the blood. — Proceed. of the Roy, Society, XIII, 1864.
STOKWIS. — Spectre de l'indican. — Chem. Cenralblatt, 1871.
— — Das Gmelins'che oxydations der Gallenfarbstoffe. — Centralblatt für die med. Wissench. 1872.
— — Ueber einstimung der Urobilin und cinem Gallenfarbstoffe, loc. cit. 1873.
STRUVE. — Bull, de la Soc, chimique, 1877.
TARCHANOFF. — Pflüger's archiv. t. IX, 1874.
F. VAY. — La ferratine, principe colorant ferrugineux normal du foie, cité par Hugounenq, loc. cit.
VIEILLARD. — L'urine humaine. — Soc. d'Edit. scientif. Paris, 1898.
VILLEJEAN. — Pigments et matières colorantes de l'économie. — Thèse d'agrégation, Paris, 1886.
VOGEL. — Ann. de chimie, t. XCVI.
— — Praktische spectral analysis indischerstoffe. — Oppenheim. Berlin, 1877 et 1888.
VULPIAN. — Cours de la Faculté de Médecine, 1874.
WARDEN. — Ein methode zür wochen Bestimmung des Harnstoffe in Harn. — The analyst. n° 16, 1890.
ZALESKI. — L'hépatine, pigment ferrugineux du foie normal, cité par Hugounenq, loc. cit.

VICHY, IMPRIMERIE A. WALLON.

www.ingramcontent.com/pod-product-compliance
Ingram Content Group UK Ltd.
Pitfield, Milton Keynes, MK11 3LW, UK
UKHW012205240726
13966UKWH00002B/585

9 782013 477321